EINFÜHRUNG IN DIE ORTHOPÄDIE

VON

PRIVATDOZENT DR. **GUIDO ENGELMANN**
WIEN

MIT 44 TEXTABBILDUNGEN

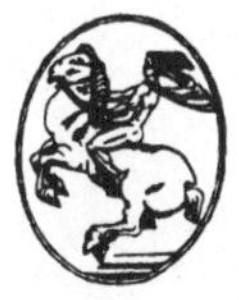

WIEN UND **BERLIN**
VERLAG VON JULIUS SPRINGER
1929

ISBN 978-3-7091-9656-4   ISBN 978-3-7091-9903-9 (eBook)
DOI 10.1007/978-3-7091-9903-9

Vorwort.

Die Aufgabe dieser skizzenhaft gedrängten Schrift ist es, dem praktischen Arzte, dem Kinderarzte, sowie dem Schul- und Fürsorgearzte ein ungefähres Bild von dem jetzigen Stande der Orthopädie zu entwerfen, soweit diese in seinen Wirkungsbereich fällt. Sie soll aber auch dem Hörer der Medizin beim Studium der allgemeinen Chirurgie behilflich sein. In diesem Sinne wurden vornehmlich jene Krankheitsbilder etwas ausführlicher besprochen, welche wegen der Häufigkeit ihres Vorkommens und auch wegen der typischen Art der Behandlung besonders wichtig erscheinen. Die beigefügten Abbildungen sind aus Ersparungsrücksichten einfache Konturzeichnungen. Sie sind meist Originale und stammen von dem bekannten Zeichner Peter Eng. Einige Zeichnungen sind aus anderen orthopädischen und chirurgischen Publikationen entnommen.

W i e n, im März 1929.

Dr. Guido Engelmann

Inhaltsverzeichnis

Allgemeiner Teil.

Unter Orthopädie verstehen wir die Lehre von der Ätiologie, Symptomatologie, Therapie und Prophylaxe der Deformitäten und der Funktionsstörungen des gesamten Bewegungsapparates. Als solche beschäftigt sie sich sowohl mit den angeborenen Deformitäten wie auch mit den erst im späteren Leben auftretenden erworbenen Verbildungen.

Die Ätiologie und die Pathologie der orthopädischen Leiden sollen hier nur insoweit Berücksichtigung finden, als sie für die Prophylaxe und Therapie von Belang sind. Das Hauptgewicht ist auf die Kapitel der Diagnose, besonders der Frühdiagnose, und der Therapie gelegt worden; bedarf es doch keiner besonderen Betonung, wie wichtig für den praktischen Arzt die Stellung der Frühdiagnose, z. B. bei einer beginnenden Skoliose, bei Knochen- und Gelenkstuberkulose oder bei der angeborenen Hüftluxation ist. Zum Facharzte kommen die Fälle erst als ausgeprägte; und nur wenn der praktische Arzt die Fälle im Frühstadium erkennt, kann es zu der erwünschten Frühbehandlung dieser Leiden kommen. Nur diese aber ermöglicht es, sowohl die Krankheit, noch ehe sie zu große Dimensionen angenommen hat, einzudämmen, als auch die durch sie bedingten Deformitäten, welche beim raschen Wachstum des kindlichen Organismus zu den schwersten Verunstaltungen führen können, zu verhindern. Demgemäß hat der praktische Arzt auch auf orthopädischem Gebiete mit allen prophylaktischen Maßnahmen vertraut zu sein.

Während wir zu den verschiedensten Zeiten ganz bestimmte Arten der Therapie der orthopädischen Leiden zu verzeichnen hatten: zuerst eine fast ausschließliche Apparatotherapie, also eine „mechanische" orthopädisch-technische Behandlungsweise; später wieder eine „dynamische" mit Gymnastik und Massage, seit den Zeiten der Anti- und Asepsis aber eine mehr „operative“, stehen wir heute auf dem berechtigten Standpunkte, daß nur das jeweilige fakultative Einsetzen aller dieser therapeutischen Maß-nahmen, je nach der Eigenart des Falles, zu bestem Erfolge führen kann, gleichviel ob wir es mit einer angeborenen oder mit einer erworbenen Deformität zu tun haben. Dabei dürfen wir uns aber nicht nur die Frage vorlegen, auf welche Weise die betreffende Deformität überhaupt korrigierbar sei, sondern wir müssen fallweise erwägen, welche Art der Therapie am geeignetsten ist, bei kürzester Behandlungsdauer ohne lang-wierige Nachbehandlung wieder normale oder wenigstens an-nähernd normale Verhältnisse mit Aussicht auf gute Funktion zu schaffen. Darin liegt die gerade für die Therapie der ortho-pädischen Leiden so wichtige soziale Indikation.

Ätiologie und Pathogenese.

Wenn wir zunächst auf die Ätiologie und Pathogenese der e r w o r b e n e n orthopädischen Leiden übergehen und zuerst die Veränderungen am Skelettsysteme, am Knochen selbst und an den Gelenken, studieren, so finden wir, daß beim g e s u n d e n Kno-chen die F r a k t u r e n die häufigste Abweichung von der nor-malen Form und Funktion bedingen. Ihre Behandlung gehört eigentlich in das Gebiet des Chirurgen. Der Orthopäde wird mei-stens nur mit ihrer Nachbehandlung betraut. Die Nachbehandlung gestaltet sich aber oft sehr schwierig, besonders wenn sich durch unsachgemäße Behandlung Verkürzungen, Verkrümmungen oder Pseudarthrosen der Knochen oder Kontrakturstellungen der Gelenke gebildet haben. Daraus resultiert die Notwendigkeit, schon bei der allerersten Versorgung der Frakturen alle Ge-sichtspunkte zu beobachten, welche auf die Heilung der Knochenbrüche mit Wiederherstellung der normalen Gestalt u n d der normalen Funktion gerichtet sind. Das heißt in die Sprache des praktischen Arztes übersetzt: er muß befähigt sein, die e r s t e V e r s o r g u n g der Knochenbrüche kunst-gerecht durchzuführen.

Direkt zum Orthopäden, meistens aber auch erst in einem späteren Stadium, werden in der Regel die während des Geburts-aktes, bei Wendungen und schweren Extraktionen entstandenen Frakturen und Epiphysenlösungen gebracht. Doch auch bei Spontangeburten ereignen sich öfter als man glauben möchte,

Frakturen, z. B. bei der Entwicklung der Schulter Brüche der
Clavicula; so konnte Riether in einem Zeitraum von bloß elf
Monaten 65 Fälle von intra partum entstandenen Schlüsselbein-
brüchen an zwei Frauenkliniken zusammenstellen. Nach schweren Geburten bekommen wir des öfteren Schaftfrakturen des
Femurs oder des Humerus oder Klavikularbrüche zu sehen; auch
Frakturen der Wirbelsäule mit Paresen, doch nur ganz vereinzelt,
da diese beinahe regelmäßig letal verlaufen. Fast ebenso häufig
wie die Schaftfrakturen beobachten wir Epiphysenlösungen; sie
betreffen in der Regel den Humerus als denjenigen Teil des Ske-
lettes, der am leichtesten dem Geburtstrauma nachgibt; sie entstehen gewöhnlich beim Herunterholen des Armes und gehen
meistens mit Lähmungen und mit später in Erscheinung tretenden
Wachstumsstörungen an der oberen Extremität einher.

Es ist daher Pflicht des Arztes, die Kinder gleich nach der
Geburt daraufhin genau zu untersuchen, besonders wenn für ihr
Schreien und Weinen keine anderen Gründe (Hunger, Darm-
störungen etc. werden oft mit Unrecht beschuldigt) anzunehmen
sind. Nicht erst ein ausgebildeter Kallus soll den Arzt darüber
belehren, daß sich intra partum eine Knochenverletzung ereignet
habe. Schon die verminderte Bewegungsmöglichkeit einer Extremität soll ihn auf das Vorhandensein einer solchen aufmerksam
machen und ihn zu einer gründlichen, darauf gerichteten Untersuchung veranlassen.

Von den Erkrankungen des gesamten Knochen-
systems interessieren den praktischen Arzt besonders die als
Stoffwechselanomalien in Betracht kommenden Erkrankungen,
wie die Rachitis, die Osteomalazie und die Osteopsathyrosis
sowie auch die senile Osteoporose. Ist die Rachitis dadurch charakterisiert, daß sie das wachsende Skelett befällt
und das osteoide Gewebe mangelhafte Verkalkung zeigt und
sich bloß in geringem Maße gesteigerte Resorption des neugebil-
deten Knochenmaterials findet, so handelt es sich bei der Osteomalazie vornehmlich um Einschmelzung und Resorption des
normal entwickelten Knochengewebes und um teilweisen Anbau
von osteoidem Gewebe. Die Osteopsathyrosis, welche als Kon-
stitutionsanomlie öfters hereditär beobachtet wird, ist meistens
mit blauen Skleren und Otosklerose vergesellschaftet.

Bei diesen Skeletterkrankungen kann oft schon die einfache Belastung — durch herabgesetzte Tragfähigkeit der
Knochen wirkt sie hier als Überlastung —, manchmal sogar

der bloße Muskelzug Schädigungen der verschiedensten Art setzen. Auf diese Weise entstehen die rachitischen und osteomalazischen Verkrümmungen und Infraktionen der langen Röhrenknochen, sowie die oftmaligen und zahlreichen Knochenbrüche der Osteopsathyrotiker infolge der sich häufenden und summierenden, eigentlich noch im Bereiche der normalen Beanspruchung liegenden äußeren Einflüsse. Selbstverständlich wird ein einmaliges, stärker wirkendes Trauma erst recht zu den eben genannten Auswirkungen führen. Weiters sind hier die Deformitäten und Frakturen zu erwähnen, welche als Folge von S p ä t r a c h i t i s — wir verstehen darunter das Neuauftreten der Rachitis in der Pubertätszeit, also wieder zur Zeit gesteigerten Knochenwachstums, — und als Folge jener Knochenveränderung auftreten, welche durch mangelhafte Ernährung, speziell zur Kriegszeit, als H u n g e r o s t e o p a t h i e beobachtet wurde. Bekannt sind auch die durch das Greisenalter bedingten Belastungsdeformitäten, vor allem der Greisenrundrücken und das Malum coxae senile.

Ähnliche Folgeerscheinungen wie bei der Rachitis (Deformitäten und Frakturen) werden wir auch bei d e n E r k r a n k u n g e n d e r e i n z e l n e n K n o c h e n, sei es an Osteomyelitis, an Tuberkulose, an Lues, an Ostitis fibrosa etc. beobachten können. Über die Bedeutung eines vorhergegangenen Traumas für die Entstehung einer Knochentuberkulose wird im speziellen Teile berichtet werden.

Hierher gehören auch die nicht so selten zu konstatierenden, auf neuropathischer Grundlage beruhenden Erkrankungen der Knochen bei Tabes, Syringomyelie etc.

Ebenso wie die frischen Verletzungen normaler Gelenke im allgemeinen dem Chirurgen zur Behandlung überwiesen werden, der dabei selbstverständlich immer auch die orthopädischen Gesichtspunkte zu wahren verstehen wird, so sind auch die pathologisch veränderten Gelenke, die chronisch traumatischen Entzündungen, die infektiösen, durch Tuberkulose, Lues, Gonorrhoe oder durch anderweitige Infektion bedingten Arthritiden Gegenstand chirurgischer und orthopädischer Behandlung.

Außer den bereits bei den Knochen- und Gelenksverletzungen erwähnten Kontrakturen der Muskeln gehören die c h r o n i s c h e n M u s k e l e r k r a n k u n g e n, die neurogenen, die ischaemischen, ja selbst die Inaktivitätsatrophien schon dadurch, daß sie in vielen Fällen Haltungs- und Stellungsanomalien hervorrufen, in die Domäne des Orthopäden. Auch für die angeborenen Muskeldefekte und die intra partum gesetzten Verletzungen der Muskulatur (Caput obstipum) gilt dasselbe. Schließlich sei hier noch der chronische Muskelrheumatismus erwähnt. Hie und da werden auch die sekundär degenerativen Muskelveränderungen auf typhöser oder luetischer Basis zur Beobachtung des Orthopäden kommen.

Haben wir es bei den Folgezuständen nach Knochen-, Gelenks- und Muskelerkrankungen hauptsächlich mit S t ö r u n g e n d e r F o r m zu tun gehabt, so handelt es sich bei der Auswirkung von Erkrankungen des Nervensystems vorwiegend um S t ö r u n g e n d e r F u n k t i o n. Die spastische Hemiplegie, die nur selten angeboren auftritt, die spastische infantile Hemi- und Diplegie (Little), die Poliomyelitis acuta mit allen ihren Folgeerscheinungen und die durch Spondylitis bedingten Lähmungen, bilden einen großen Teil des Arbeitsgebietes des Orthopäden; weniger die durch Hysterie bedingten. Doch auch die Schädigungen der peripheren Nerven intra partum, die Lähmung eines Teiles oder des ganzen Plexus brachialis, sowie die im späteren Alter auftretenden Paresen der peripheren Arm- und Beinnerven verschiedenster Ätiologie sind hierher zu rechnen. Ebenso die neurogene Kontrakturstellung bei der Ischias scoliotica sowie auch die tabische Arthropathie.

Die a n g e b o r e n e n Defekte, Verunstaltungen und Wachstumsstörungen am Knochen-, Muskel- und Nervensystem, meistens durch fehlerhafte Anlage bedingt und als solche sehr oft erblich, fallen fast ausschließlich in den Wirkungsbereich des Orthopäden.

Wir unterscheiden am Knochensysteme von angeborenen Wachstumsstörungen den R i e s e n w u c h s, wenn der ganze Körper von der erhöhten Wachstumsenergie betroffen ist; sprechen von p a r t i e l l e m R i e s e n w u c h s, wenn nur einzelne Teile abnormes Wachstum aufweisen. Wir sprechen von Z w e r g w u c h s, wenn der ganze Körper abnorme Kleinheit aufweist und müssen vom echten Zwergwuchs den durch angeborene Systemerkrankungen der Knochen entstandenen Zwergwuchs trennen. Hier sei vor allem die C h o n d r o d y s t r o p h i e erwähnt, welche durch das Mißverhältnis zwischen Rumpf- und Extremitätenlänge charakterisiert wird, sowie der r a c h i t i s c h e Z w e r g w u c h s. Schließlich sei noch auf den unleugbaren Einfluß der inneren Sekretion auf die Ätiologie und Pathogenese, sowohl der angeborenen als auch der erworbenen orthopädischen Leiden hingewiesen. Zur Embryonalzeit spielen die Nebenniere ünd die Keimdrüsen, später die Schilddrüse, die Epithelkörperchen, die Hypophyse und der Thymus hiebei eine nicht zu unterschätzende Rolle. Kennen wir doch beim Riesenwuchse die gesteigerte Hypophysentätigkeit; wir kennen den Hochwuchs der Kastraten und Eunuchoiden, den Zwergwuchs auf Basis einer Unterfunktion der Hypophyse oder der Thyreoidea, schließlich die Akromegalie, welche meistens durch Erkrankungen der Hypophyse bedingt ist.

Allgemeine Symptomatologie.

Haben wir jetzt eine kurze Übersicht über die P a t h o - g e n e s e der einzelnen orthopädischen Leiden gegeben, so wollen wir nun zu deren S y m p t o m a t o l o g i e übergehen.

Eines der wichtigsten Symptome ist der S c h m e r z. Er ist es ja, der vor allem zur Einschränkung der Bewegung führt. Bei manchen orthopädischen Krankheitsbildern ist es der Schmerz allein, der schon die charakteristische pathologische Haltung oder Stellung bedingt, so bei der Ischias scoliotica oder beim spastischen Plattfuße; ebenso führt er bei Lumbago, bei Torticollis rheumaticus oder bei der Spondylitis zu den charakteristischen Kontrakturstellungen der befallenen Körperteile. Der Schmerz wird nicht immer nur am Orte der Erkrankung empfunden, sondern auch an anderen, oft typischen Körperstellen, so z. B. als Bauch- oder Gürtelschmerz bei der beginnenden Spondylitis, als Kniegelenksschmerz bei der Coxitis incipiens oder als Rippenschmerz bei der Allgemeinrachitis. Manchmal ist die Schmerzempfindung dadurch charakterisiert, daß sie nur bei gewissen Körperstellungen, z. B. beim Stehen und Gehen eintritt, im Sitzen und Liegen aber verschwindet, wie dies beim Plattfuß der Fall ist.

Bei manchen orthopädischen Leiden fehlt der primäre Schmerz vollkommen. So bei allen angeborenen Deformitäten.

Zu den Symptomen, welche wir bei den orthopädischen Erkrankungen beobachten, gehören auch die für die einzelnen Leiden charakteristischen A n o m a l i e n der K ö r p e r h a l t u n g und die S t ö r u n g e n d e s G a n g e s.

Als n o r m a l e physiologische H a l t u n g s t y p e n allgemein bekannt sind sowohl die etwas nach vorne geneigte Rumpfhaltung der kleinen Kinder mit leicht gebeugtem Hüft- und Kniegelenk, als auch die aufrechte Haltung des Erwachsenen, bei der die Wirbelsäule im Hals- und Lendenteile lordotisch, im Brustteile kyphotisch eingestellt ist, sowie die leichte Totalkyphose der Wirbelsäule im Greisenalter. Von typischen Haltungsanomalien seien hier nur kurz außer den durch Rasse und Vererbung bedingten Varianten die Starre bei den spastischen Lähmungen, den kindlichen Hemiplegien, die Steifigkeit im Haltungsbild bei Spondylitis, sowie die charakteristischen Einstellungen der Wirbelsäule bei den verschiedenen Arten von Skoliose oder Kyphose erwähnt. Näher beschrieben sind diese im speziellen Teile bei Besprechung der einzelnen orthopädischen Krankheitsbilder.

Unter den Gangstörungen wird das Hinken am häufigsten beobachtet. Wir verstehen darunter eine Störung der Gleichförmigkeit beim Gehen. Das Hinken wird meistens durch ungleiche Länge der beiden unteren Extremitäten hervorgerufen. Diese Ungleichheit kann angeboren sein (angeborene Hüftluxation, angeborene Defekte und Hypoplasien des Femurs oder der Unterschenkelknochen, einseitiger angeborener Klumpfuß), so daß wir in gewissem Sinne von „angeborenem Hinken" sprechen können, obwohl es erst manifest wird, wenn das Kind zu laufen beginnt. Verletzungen, selbst ganz leichter Natur, Kontusionen oder Distorsionen veranlassen durch die Schonungshaltung, welche zur Verminderung des Schmerzes eingenommen wird, das „erworbene Hinken". Ebenso führen Lähmungen oder Entzündungen Hinken herbei. Man spricht sogar von „freiwilligem Hinken" als typischem Frühsymptom der tuberkulösen Coxitis, bei der es durch die leichte Beuge-, Abduktions- und Außenrotationsstellung der erkrankten Extremität zustande kommt.

Watschelnder Gang kann am einfachsten als doppelseitiges Hinken aufgefaßt werden. Wir beobachten ihn am häufigsten bei der doppelseitigen Hüftverrenkung oder der doppelseitigen Coxa vara, jener Erkrankung, welche durch eine Verkleinerung des Schenkelhalsschaftwinkels des Femurs charakterisiert ist. Dicke, schwerfällige Personen, Leute mit doppelseitigem, stark entwickeltem Plattfuß watscheln ebenfalls beim Gehen.

Außer dem Schmerze und den Störungen der Funktion ist es vornehmlich das Fieber, das wenigstens zeitweilig bei den meisten Knochen- und Gelenkserkrankungen, sei es bei den tuberkulösen oder gonorrhoischen, sei es bei der Osteomyelitis (bei deren akut verlaufenden Formen es ja niemals fehlt) beobachtet wird.

Untersuchung.

So leicht nun die Diagnose der einzelnen orthopädischen Leiden bei bereits ausgebildeten Deformitäten zu stellen ist, so schwierig ist sie oft in den Anfangsstadien der Erkrankungen. Aber gerade die Frühdiagnose ist von entscheidender Wichtigkeit. Im Hinblicke darauf sei auf die Notwendigkeit g e n a u e s t e r U n t e r s u c h u n g jedes einzelnen Krankheitsfalles durch den praktischen Arzt ganz besonders hingewiesen.

Damit der Arzt vor allem die V e r ä n d e r u n g e n d e r ä u ß e r e n F o r m genau konstatieren kann, soll die Untersuchung des Patienten nach Aufnahme einer genauen Anamnese, welche auf hereditäre und familiäre pathologische Momente Rücksicht nehmen soll, mit der I n s p e k t i o n beginnen.

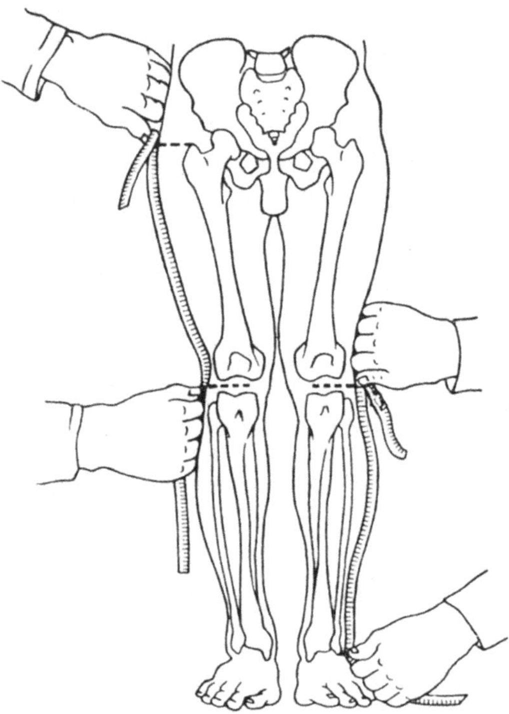

Abbildung 1. Längenmaßbestimmung des Ober- und Unterschenkels.

Der zu Untersuchende muß zu diesem Zweck möglichst ganz entkleidet, mit genau eingestellter Körperlängs- und Beckenquerachse auf einem planen Untersuchungstische liegen. Hierbei ist darauf zu achten, ob die Körperkonturen auf beiden Seiten dieselben sind und ob die Form und Lage der beiderseitigen Extremitäten eine vollkommen gleiche ist. Auch in B a u c h l a g e soll der Kranke daraufhin untersucht werden. Hierauf erfolgt die Untersuchung des Patienten im S t e h e n, und zwar in V o rder-, Seiten- und Rückenansicht. Schließlich folgt noch die Beobachtung des Ganges, sowohl bloßfüßig als auch mit Schuhen.

Nach der Inspektion soll der Untersucher durch Palpation etwaige Veränderungen, Schwund oder Schwellungen der Haut oder der Muskulatur, allenfalls auch Temperaturunterschiede über entsprechenden Stellen beider Körperseiten feststellen.

Hat der Arzt durch die Inspektion eine ungleiche Länge oder einen ungleich großen Umfang der beiderseitigen Extremitäten festgestellt, so folgt deren Messung. Beim Arme wird in Streckstellung und bei maximaler Supination des Unterarmes vom Acromion zum Epicondylus lateralis die Länge des Oberarms, vom Epicondylus lateralis bis zum distalen Radiusende die Länge des Unterarms gemessen. Bei der unteren Extremität wird die Oberschenkellänge von der Spitze des großen Trochanters bis zum äußeren Kniegelenkspalt, die Unterschenkellänge vom äußeren Kniegelenkspalt bis zur Spitze des Malleolus externus mit dem Zentimetermaße bestimmt (siehe Abbildung 1). Die Umfangsmaße werden bei den Extremitäten dadurch gewonnen, daß man auf beiden Seiten in gleicher Höhe (z. B. einige Zentimeter unterhalb der Trochanter-major-Spitze) das Meßband um die Extremität legt und abliest.

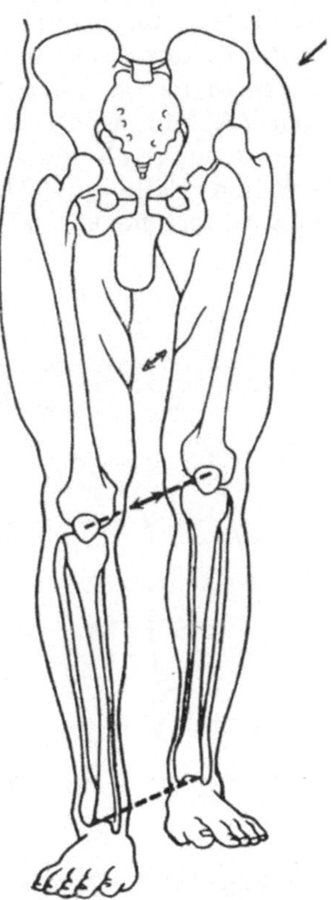

Abbildung 2. Verkürzung der linken unteren Extremität durch angeborene Hüftgelenksverrenkung.

Bei ungleich langen Extremitäten wird zuerst festgestellt, ob die Extremität im ganzen oder nur teilweise verkürzt, etwa im Wachstume zurückgeblieben ist. Da gerade diese Phase der Untersuchung für die Stellung einer richtigen Diagnose von eminenter Wichtigkeit ist, möchte ich den Gang einer solchen Untersuchung an einem Beispiel erläutern.

Bei Kleinkindern und selbst bei Säuglingen ist die einseitig verkürzte untere Extremität nicht allzuschwer an der kopfwärts verschobenen Kniescheibe und an den beiderseits ungleich verlaufenden Hautfettfalten der Adduktorengegend, sowie an dem stärkeren Vorgewölbtsein der Glutealmuskeln der kranken Seite schon beim ersten Aspekt zu erkennen (Abbildung 2). Die Verkürzung kann entweder als reelle Verkürzung die ganze Extremität betreffen (das sind die äußerst seltenen Fälle von Halbseitenhypoplasien) oder sie kann nur den Unterschenkel oder nur den Oberschenkel allein betreffen;

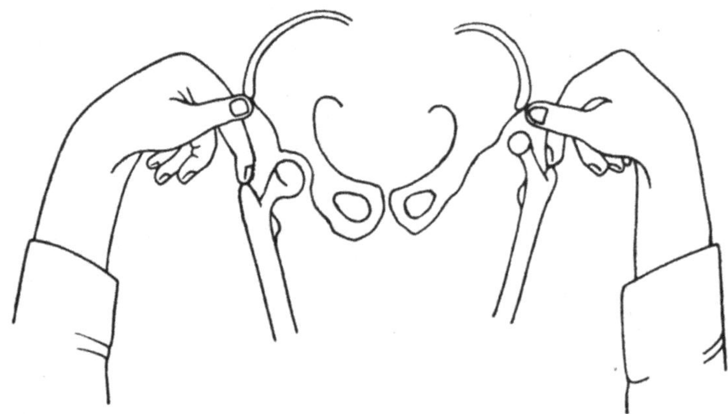

Abbildung 3. Linksseitiger Trochanterhochstand bei angeborener Hüftgelenksverrenkung.

sie kann schließlich bloß eine scheinbare (virtuelle) Verkürzung sein, wie z. B. bei der angeborenen Hüftluxation oder bei der Coxa vara. Um nun zu entscheiden, welche Art von Verkürzung im betreffenden Falle vorliegt, wird zuerst die Länge beider Unterschenkel, dann die der beiden Oberschenkel bestimmt und miteinander verglichen. Werden auf beiden Seiten gleiche Maße der Ober- und Unterschenkellänge abgelesen, dann handelt es sich bloß um eine scheinbare Verkürzung. Finden wir nun auf der Seite der verkürzten Extremität bei Rotation dieser Extremität die Hüftpfanne leer, so ist die Diagnose auf angeborene Hüftluxation zu stellen. Tasten wir aber den Oberschenkelkopf an normaler Stelle in der Hüftpfanne, dann handelt es sich um eine durch

Coxa vara bedingte Verkürzung der Extremität. Über die weiteren differentialdiagnostischen Momente sprechen wir noch im
speziellen Teile (Seite 55).

Einseitiger Trochanterhochstand wird im
Liegen am besten dadurch konstatiert, daß der Untersucher seine
Daumenspitzen auf die beiden Spinae anteriores superiores ossis
ilei auflegt und mit den Zeigefingerspitzen die beiden großen
Trochanteren tastet. Auf der Seite des Trochanterenhochstandes sind Daumen und Zeigefingerspitze einander genähert (Abbildung 3).

Im Stehen bestimmt man den Trochanterhochstand am leichtesten, indem man beiderseits den Abstand der Trochanter-major-
Spitze von der Darmbeinhorizontalen mißt.

Eine andere, wenn auch nicht
vollkommen verläßliche Methode,
die Lage des Trochanter major
zu bestimmen, ist die Aufsuchung
der Roser-Nelatonschen
Linie (Abbildung 4). In leichter
Beugestellung der Hüfte wird zwischen Spina anterior superior ossis ilei und Tuber ossis ischii eine
Verbindungslinie gedacht. Bei normalem Trochanterstand fällt die
Spitze des großen Trochanters in
diese Linie, überragt sie aber bei
pathologischem Rollhügelhochstand. — Nicht minder wichtig ist
für die Bestimmung des Trochanterhochstandes der Vergleich des
Bryantschen Dreieckes

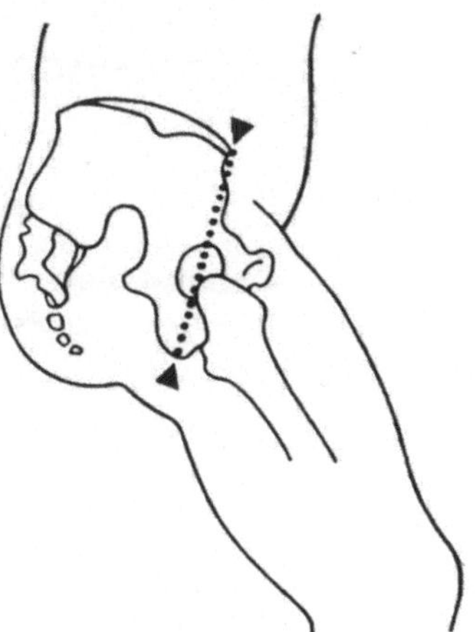

Abbildung 4. Roser-Nélatonsche Linie (normaler Trochanterstand).

(Abbildung 5) auf beiden Körperseiten (Spina anterior superior
ossis ilei, Trochanter-major-Spitze und Treffpunkt des Lotes von
der Spina anterior superior ossis ilei auf die kephalwärts verlängerte Femurachse).

Schließlich sei noch auf das Tieferstehen der Gesäßfalte auf
der kranken Seite bei Untersuchung des stehenden Patienten,
z. B. bei der angeborenen Hüftluxation hingewiesen.

Auf die morphologische Untersuchung folgt die
funktionelle Prüfung.

Vor allem ist die M o t i l i t ä t der einzelnen Gelenke aktiv und passiv zu prüfen und sind die dabei auf beiden Körperseiten gewonnenen Werte miteinander zu vergleichen. Untersuchungen der Wirbelsäule oder der Füße müssen selbstverständlich sowohl in unbelastetem als auch in belastetem Zustande, also beim liegenden und beim stehenden Patienten vorgenommen werden. Der Grad der funktionellen Verkürzung einer unteren Extremität wird beim s t e h e n d e n Patienten am einfachsten dadurch bestimmt, daß man unter die Sohle des kürzeren Beines ein entsprechend dickes Buch oder so viele Holzbrettchen schiebt, bis das Becken horizontal steht und so die Längendifferenz vollkommen ausgeglichen ist.

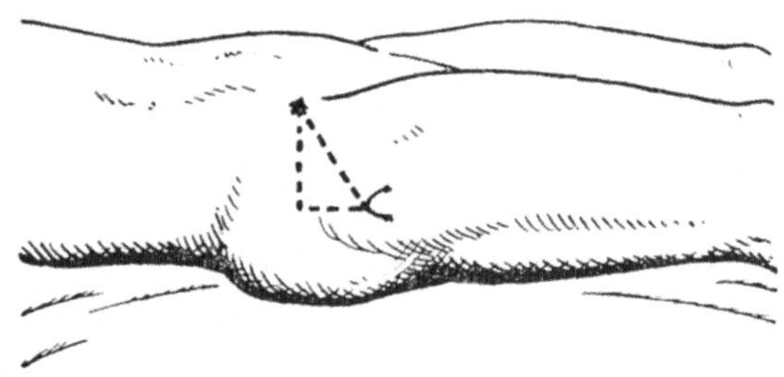

Abbildung 5. Bryantsches Dreieck bei Trochanterhochstand.

Von Wichtigkeit ist auch die Feststellung von Verschiedenheiten der T e m p e r a t u r   u n d   F a r b e (Zyanose, Blässe) der Haut auf beiden Körperseiten (z. B. bei Poliomyelitis), sowie die Feststellung des M u s k e l t o n u s durch Palpation.

Werden die hier angeführten Untersuchungsmethoden richtig vorgenommen, so führen sie unter Berücksichtigung der erhobenen Anamnese zur Stellung der Diagnose, welche, wo es nur irgend möglich, außerdem noch durch eine U n t e r s u c h u n g   m i t   R ö n t g e n s t r a h l e n ergänzt werden soll.

Um sich ein bleibendes Bild von dem Grade einer Deformität zu verschaffen, ist es für manche Fälle (rachitische Verkrümmungen, Skoliosen, Gelenkskontrakturen) zu empfehlen, von Zeit zu Zeit eine Konturzeichnung der Verbildung anzufertigen. Der Vergleich der einzelnen Zeichnungen miteinander gibt dann Aufschluß über die Zunahme oder die Verminderung der Deformität.

So viel über die allgemeinen Untersuchungspraktiken; die spe-

ziellen finden sich bei der Schilderung der einzelnen Krankheitsbilder.

Behandlungsmethoden und technische Hilfsmittel.

Wir kommen nun zur allgemeinen Besprechung der einzelnen
Behandlungsmethoden und technischen Hilfsmittel, welche der
Orthopäde in seiner Praxis verwendet; von diesen seien besonders jene etwas ausführlicher besprochen, deren sich auch der
praktische Arzt in geeigneten Fällen mit Erfolg bedienen kann.

Sowohl die u n b l u t i g e n als auch die b l u t i g e n orthopädischen Behandlungsmethoden werden gewöhnlich in halbtiefer
Narkose ausgeführt. In tiefer Narkose nur dann, wenn für den
Eingriff eine totale Entspannung der Muskulatur notwendig ist.
Die einfache Äther-Tropfnarkose hat sich hiefür stets bewährt
Öfters, besonders häufig aber vor der Röntgenära, wurde die Narkose auch zu diagnostischen Zwecken ausgeführt, so z. B. um
eine knöcherne Ankylose eines Gelenkes ausschließen zu können
oder um zu untersuchen, wie weit eine Gelenkskontraktur korrigierbar sei. Die Lokalanästhesie findet in der Orthopädie nur ge-
ringe Verwendung. Die von A. Lorenz seinerzeit empfohlenen
intraartikulären Kokaininjektionen zum Zwecke der Anästhesie-
rung haben sich in der orthopädischen Praxis nicht eingebürgert.
Die intramuskulären Novokaininjektionen, wie sie bei der Frak-
turenversorgung (Mandl) oder zur Behandlung des spastischen
Plattfußes (Engelmann) Verwendung finden, dienen nicht als An-
ästhetikum, sondern vielmehr der Detonisierung, der Herabsetzung des Hypertonus der krampfartig kontrahierten Muskulatur.

Unblutige Behandlungsmethoden.

Von den unblutigen Behandlungsmethoden sind die wichtigsten die fixierenden, die entlastenden und die korrigierenden
Maßnahmen.

Die f i x i e r e n d e n Maßnahmen, welche eine Ruhigstellung
eines oder mehrerer Gelenke oder einer ganzen Extremität bezwecken, bestehen in S c h i e n u n g (entweder tangential mittels
Cramer-Schiene oder mit der Engelmannschen Universaldraht-
schiene (Abbildung 6), welch letztere namentlich dann mit Vorteil Verwendung findet, wenn gleichzeitig eine Wundbehandlung
durchzuführen ist, da sie beim Verbandwechsel liegen bleiben

kann), ferner in Anlegung e r s t a r r e n d e r V e r b ä n d e oder
o r t h o p ä d i s c h e r A p p a r a t e. Die Immobilisierung der
Wirbelsäule wird am besten durch Fixierung des Rumpfes im
Lorenzschen G i p s b e t t oder in einem Korsett erzielt. Das
Gipsbett wirkt gleichzeitig auch entlastend. Über seine korrigierende Wirkung soll bei Besprechung der Skoliosentherapie,
sowie im Kapitel über das Caput obstipum Näheres gesagt werden.

Bei den fixierenden Maßnahmen ist zu berücksichtigen, daß, namentlich bei älteren Individuen,
schon die einfache Ruhigstellung z. B. einer oberén
Extremität durch ein Tragtuch (Mitella), besonders aber eine allzulange Schienung oder ein zu

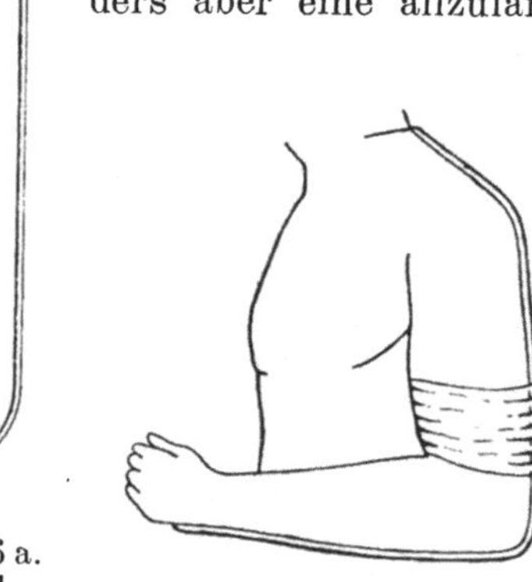

Ab-
bildung 6 a.
Universal-
drahtschiene
nach Engel-
mann.

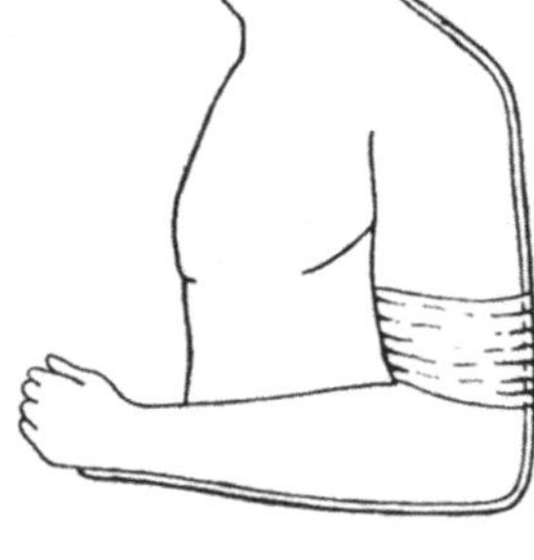

Abbildung 6 b.
Arm-Schienung mit der
Cramerschiene.

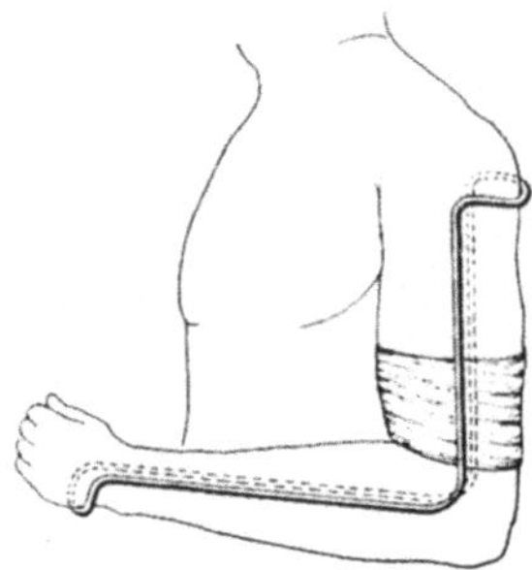

Abbildung 6 c.
Arm-Schienung mit der
Engelmannschiene.

lange belassener fixierender Verband Inaktivitätsstörungen in
Form von Motilitätseinschränkungen, ja selbst von Gelenkskontrakturen zur Folge haben kann. Es ist daher in Rechnung zu
ziehen, inwieweit alle diese Maßnahmen funktionelle Störungen
und Haltungsanomalien bewirken können.

Will man bei den fixierenden Verbänden oder Apparaten
außer der Fixierung noch eine Entlastung der Extremitäten erreichen, so muß man z. B. an der unteren Extremität den unabnehmbaren Gipsverband oder Apparat an das Tuber ossis ischii
fest anmodellieren und am Fußende mit einem Steigbügel versehen, so daß die Rumpflast direkt auf dem Sitzknorren des Sitz-
beines, beziehungsweise auf dem Steigbügel aufruht (Abbildung 7).

Bevor wir auf die Besprechung der unblutigen k o r r i g i e -
r e n d e n   M e t h o d e n   näher eingehen, sollen noch jene Maßnahmen erwähnt werden, welche, wenn sie auch manchmal ge-
ringfügig erscheinen mögen, trotzdem eine wichtige Rolle im
Verlaufe der Behandlung orthopädischer Erkrankungen spielen;
gemeint ist die L a g e r u n g   d e s   P a t i e n t e n . Üble Begleit-
oder Folgezustände mancher orthopädischer Erkrankungen können schon durch sachgemäße Bettung wesentlich gemildert oder
gar verhütet werden. So ist bei länge-
rem Krankenlager durch entsprechende
Stützung der Sohlen des Patienten bei
gleichzeitiger Anwendung einer Reifen-
bahre gegen die Entstehung eines Spitz-
fußes infolge Belastung durch die Bett-
decke oder durch das Eigengewicht des
Fußes vorzugehen.

Little-Kranke dürfen ihres Rundrückens wegen mit dem Oberkörper
nicht zu hoch gelagert werden. Gegen
die bei dieser Krankheit auftretende
Beuge- und Adduktionskontraktur der

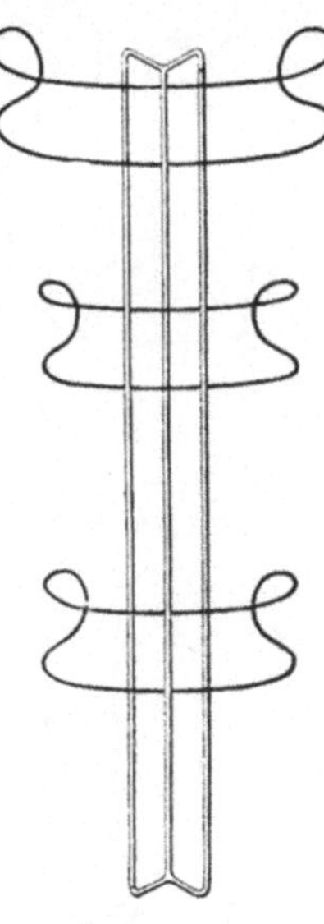

Abbildung 6 e.
Schienung der unteren
Extremität (nach
Eiselsberg) mit der
Engelmannschiene.

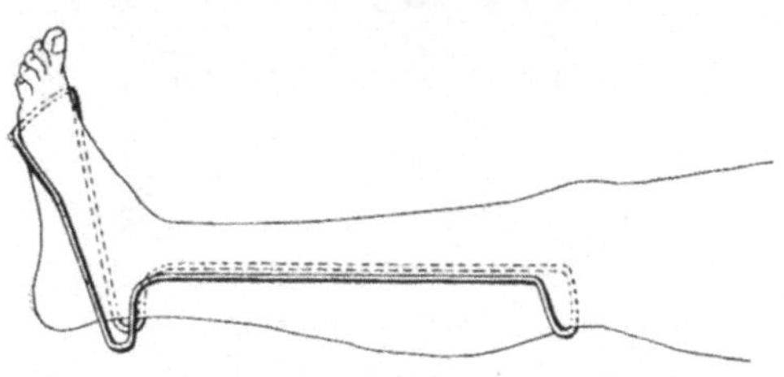

Abbildung 6 d. Fuß- und Unterschenkel-
schienung mit der Engelmannschiene.

Oberschenkel ist mit Sandsäcken oder einem dreieckigen Keil-
kissen, welches zwischen die Oberschenkel gelegt wird, anzu-
kämpfen (Abbildung 8).

Am allerwichtigsten aber ist eine richtige Lagerung des
Kranken im Initialstadium der Poliomyelitis. Hier kommt es im
akuten Stadium der Kinderlähmung leicht zu Kontrakturen durch
das Überwiegen der nicht gelähmten Antagonisten. Wir müssen
daher diesen Folgezuständen schon prophylaktisch entgegen-

treten, indem wir Kopf und Rumpf des Patienten in einem Gipsbette fixieren, das in leichter Lordose angefertigt werden soll; die unteren Extremitäten sollen wir in geringgradiger Kniebeuge bei nach vorne gerichteter Kniescheibe lagern und gleichzeitig die Fü-

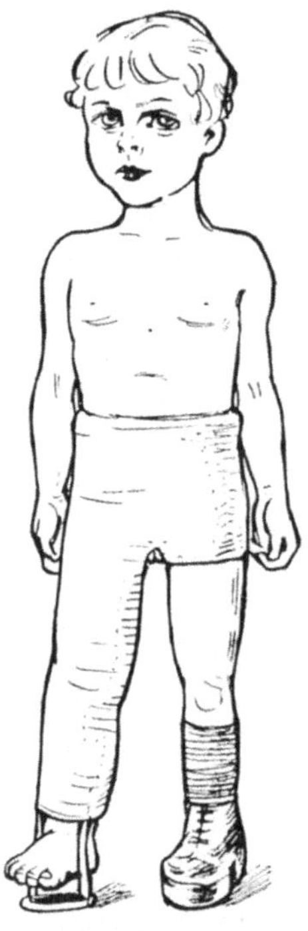

Abbildung 7.
Gehgipsverband mit
Steigbügel.

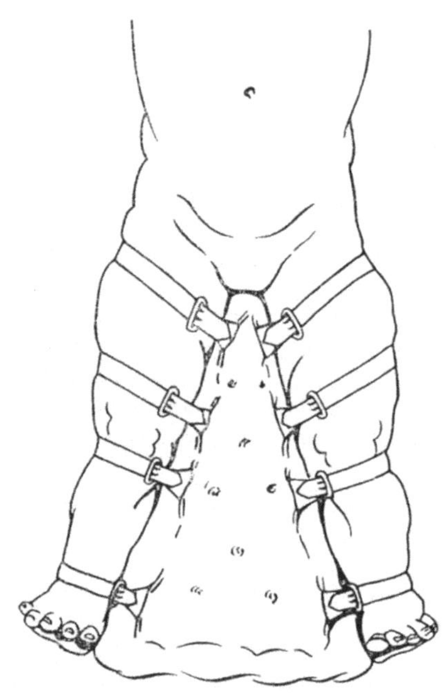

Abbildung 8. Keilkissenlagerung gegen
Abduktionskontraktur.

ße gegen Plantarflexion schützen. Die Arme müssen in mäßiger Abduktionsstellung im Schultergelenke bei leicht gebeugtem Ellbogen und supiniertem Vorderarm durch Kissen fixiert werden. Ähnliche Erwägungen sollen den Arzt bei der Lagerung von Patienten nach Apoplexie leiten.

Alle diese **unblutigen korrigierenden Methoden** bezwecken, die fehlerhafte Gelenksstellung so weit zu verbessern, daß eine möglichst normale Haltung, jedenfalls aber eine für die Funktion günstige Stellung des entsprechenden Körperteiles für später erzielt wird. Diese Wirkung kann entweder durch einen einzigen Eingriff (Brisement forcé) oder in einzelnen Etappen erreicht werden, oder aber sie wird durch kontinuierlichen Zug (durch Extension) angestrebt. Dabei soll diese Korrektion gleichsam eine systematische Rückführung zur Normalstellung darstellen, also in derselben Weise vor sich gehen, wie seinerzeit die Kontraktur entstanden ist, jedoch in umgekehrter Richtung.

Ist die Deformität gleichzeitig aus mehreren Kontrakturstellungen zusammengesetzt, wie etwa der Klumpfuß, so wird schrittweise jede einzelne Komponente für sich korrigiert, welche Methode von Julius Wolff (Etappenverband) und von Lorenz („modellierendes" Redressement) angegeben wurde. Um einem Rezidiv vorzubeugen, wird die Korrekturstellung ein wenig übertrieben, die Deformität wird in geringem Grade überkorrigiert und dann in dieser Stellung fixiert.

Zu den korrigierenden unblutigen Behelfen gehört noch die manuell oder mit Apparaten (letztere Technik ist von manchem Orthopäden allerdings bereits verlassen) ausgeführte O s t e o k l a s e, die I n f r a k t i o n und die E p i p h y s e o l y s e. Die Osteoklase und die Infraktion sind Eingriffe, welche oft bei den rachitischen Deformitäten oder bei Reinfraktion von in schlechter Stellung geheilten Frakturen Anwendung finden; sie unterscheiden sich dadurch, daß bei der Osteoklase der Knochen vollständig durchbricht, während er bei der Infraktion bloß geknickt wird, seine Kontinuität aber dabei erhalten bleibt. Die Epiphyseolyse wird wenig geübt, weil man durch den Eingriff das Entstehen einer Pseudarthrose, vor allem aber spätere Wachstumsstörungen zu fürchten hat.

Den eben erwähnten unblutigen Maßnahmen ist auch die **Methode** der „u n b l u t i g e n R e p o s i t i o n" der angeborenen Luxationen, eine der wichtigsten orthopädischen Operationen, zuzuzählen.

Alle diese Methoden müssen dem praktischen Arzt soweit geläufig sein, daß sie ihm eine richtige Indikationsstellung ermöglichen.

Zu den unblutigen Heilbehelfen gehört noch ein sehr wichtiger: Die M e c h a n o t h e r a p i e, welche bei den meisten, orthopädischen Leiden angewendet wird. Sie umfaßt im engeren Sinne des Wortes die M a s s a g e und die G y m n a s t i k. Außerdem kommen hier noch die p h y s i k a l i s c h e n H e i l m e t h o d e n in Betracht, doch werden wir diese, da sie mit Ausnahme der Faradisation kompliziertere Einrichtungen voraussetzen und daher vom praktischen Arzte nur selten verwendet werden, hier nur ganz kurz besprechen.

Die M a s s a g e wenden wir vor allem bei jenen Deformitäten an, für deren Entstehung die Schwäche der Muskulatur ein veranlassendes Moment abgibt, z. B. bei der Skoliose, beim Rundrücken etc. Weiters ist sie von großer Wirksamkeit bei der Behandlung gelähmter und atrophischer Muskeln. Sie findet ausgiebig Verwendung nach Verletzungen der Muskeln und Gelenke, nach Knochenbrüchen, dann bei den rheumatischen Muskelerkrankungen, bei Neuralgien und Nervenentzündungen. Auch zur Fortschaffung von Gelenksexsudaten wird sie in geeigneten Fällen mit Vorteil geübt; denn ihre Wirkung besteht nicht nur in der Steigerung der arteriellen Blutzufuhr, sondern auch in der Beseitigung der Stauung von venösem Blut und Lymphe. Ohne auf die Technik der Massage hier näher einzugehen, sei aber daran erinnert, daß bei Furunkulose der Haut, bei Venenentzündungen und bei starken Venenerweiterungen jede Art der Massage zu unterbleiben hat und daß ferner vor jeder Massage die Haut des Patienten, sowie die massierende Hand gründlich gereinigt sein muß.

Eine sehr wichtige unblutige Behandlungsmethode stellt die B i e r s c h e S t a u u n g s h y p e r ä m i e dar. Bier hat sie sowohl für akute, besonders aber für die tuberkulöse Entzündung der Gelenke angegeben. Sie kommt namentlich auch bei Behandlung der gonorrhoischen Arthritis in Frage. Bei der Stauungshyperaemie darf der arterielle Zufluß des Blutes nicht behindert sein, bloß der venöse Abfluß soll erschwert sein. Proximal vom erkrankten Gelenk ist eine weiche, ca. 5 Zentimeter breite Gummibinde mehrmals, aber nur so stark umzuwickeln, daß der Puls peripher von der Binde noch deutlich fühlbar ist. Der gestaute Körperteil ist blaurot verfärbt und darf sich nicht kalt anfühlen. Wir beginnen mit $^3/_4$ Stunden Stauung und steigen bis zu 12 Stunden und mehr an. Da zu starke Stauung Schmerzen, ja sogar Paraesthesien erzeugt, soll die Stauungsbinde vom Arzt selbst angelegt werden. Die Stelle der Anlegung der Gummibinde soll immer gewechselt werden.

Von den physikalischen Heilmethoden verdient die F a r a d isierung, speziell bei Behandlung von schlaffen Lähmungen, sowie die g a l v a n i s c h e B e h a n d l u n g der spastischen Lähmungen erwähnt zu werden. Auch die therapeutische Verwendung von D i a t h e r m i e, Bestrahlung mit der Q u a r z- oder S o l l u x l a m p e, Behandlung mit R a d i u m und R ö n t g e n kommt für den praktischen Arzt fallweise in Betracht.

Schließlich sei noch eine unblutige Methode erwähnt, welche als „D e t o n i s i e r u n g" vom Autor dieser Schrift für die Behandlung des spastischen Plattfußes zur Herabsetzung des spastischen Hypertonus der Pronationsmuskulatur 1923 angegeben wurde und in intramuskulären Injektionen besteht. Die Detonisierung findet auch bei anderen spastischen Zuständen, wie z. B. Lumbago, Schreib- oder Klavierspielerkrampf u. a. Verwendung. Näher geschildert wird das Verfahren im Kapitel über den Plattfuß.

Blutige Behandlungsmethoden.

Zu den blutigen Eingriffen des Orthopäden gehört vor allem die subkutane T e n o t o m i e und die offene Durchschneidung der Sehnen zwecks Verlängerung der Sehnen, wie wir eine solche beim Klumpfuß oder Schiefhals oder bei spastischen Lähmungen ausführen.

Die o f f e n e D u r c h s c h n e i d u n g d e r S e h n e n wird hauptsächlich zur Behebung von Beugekontrakturen im Kniegelenke und bei der Korrektur mancher Fälle von Caput obstipum geübt.

Zur V e r k ü r z u n g d e r S e h n e n dient die Sehnen-Raffung durch eine Raffnaht.

Über die einschlägige Technik der S e h n e n p l a s t i k e n wollen wir im Kapitel über Lähmungsdeformitäten ausführlicher berichten. An dieser Stelle sei bloß darauf hingewiesen, daß der Überpflanzung der funktionstüchtigen Muskeln auf die gelähmten eine ausgiebige Korrektur der paralytischen Deformität vorangehen muß. Ebenso sei gleich hier auf die Wichtigkeit der Nachbehandlung durch Übungstherapie und entsprechende Bandagen oder Apparate aufmerksam gemacht. Die Sehnenplastik soll vor allem (außer der möglichsten Wiederherstellung der Funktion des gelähmten Muskels) ein Rezidiv nach dem Redresement der Lähmungskontraktur verhindern und in manchen Fällen den Patienten vom Tragen eines Schienenhülsenapparates befreien.

Die blutige Durchtrennung des difformen Knochens mit dem

Meißel, die O s t e o t o m i e, kann offen ausgeführt werden oder
sogenannt „subkutan", indem man den Meißel durch einen ganz
kleinen Operationsschnitt, welcher bloß der Meisselbreite entspricht, bis auf den Knochen vorschiebt und ihn dann senkrecht
zur Knochenachse stellt. Durch Hammerschläge wird er nun so
weit in den Knochen eingeschlagen, bis es leicht möglich ist, diesen zu infrangieren. Der Vorteil dieser Operation gegenüber der
unblutigen Osteoklase beruht in der Exaktheit der Wahl des Ortes für die Infraktion, sichert also eine möglichst genaue Korrektur der Deformität. In manchen Fällen, wie z. B. bei den spitz-
winkeligen Knieankylosen, wird man eine keil- oder bogenförmige
Resektion der linearen Osteotomie vorziehen oder sich mit einer
paraartikulären queren Durchmeißelung begnügen.

Zu den blutigen Knochenoperationen gehört auch die A r -
t h r o d e s e, welche zur Ankylosierung paralytischer Gelenke
zuerst von E. Albert angegeben und ausgeführt wurde, und ihr
Gegenspiel, die A r t h r o l y s e, zur Ankylosenkorrektur. Bei
der Arthrodese wird der Knorpel der Gelenksenden mit dem
Meißel oder Messer möglichst gründlich entfernt, so daß es zur
knöchernen Verwachsung kommt. Bei der Arthrolyse werden
mit dem Meißel annähernd physiologische Gelenksenden geformt
und durch Zwischenlagerung eines Fett- oder Faszienlappens ein
Wiederverwachsen zu verhindern gesucht. Dabei ist auf mög-
lichste Schonung der Muskulatur im Hinblicke auf die spätere
Funktion (Payr) zu achten.

Erhaltung der Resultate der unblutigen oder blutigen Behand-
lungsmethoden.

Zur Fixierung der Resultate nach den unblutigen und blutigen Behandlungen dient in den meisten Fällen der e r h ä r t e n d e
V e r b a n d. Er verfolgt den Zweck, Gelenke in beliebig gewähl-
ter Position zu fixieren oder durch Redression erreichte Korrek-
turstellungen von Knochen und Gelenken festzuhalten. Obwohl
wir im Kriege schwere Schäden durch fehlerhaft angelegte, starre
Kontentivverbände des Öfteren gesehen haben, behält doch der
kunstgerecht angelegte G i p s v e r b a n d als fixierender Verband
seine uneingeschränkte Bedeutung. Vor- und Hauptbedingung
aber ist ein einwandfreies Material und eine Technik, welche für
den Praktiker leicht auszuführen ist und für den Patienten keinerlei üble Folgen haben darf. Da es sehr gute, fabriksmäßig

hergestellte Gipsbinden gibt (Gipsbinden nach Dr. Albert, hergestellt von Cosack & Co. in Düsseldorf), welche in abschließbaren Blechkassetten (auch eine große Keksbüchse mit gut passendem Deckel genügt) viele Wochen lang verwendbar bleiben, braucht sich der praktische Arzt nicht erst mit der Selbstherstellung der Gipsbinden zu plagen, umsomehr, weil ja meistens schon die Beschaffung von gutem Alabastergips auf große Schwierigkeiten stößt.

Die Fehler bei Anlegung eines Gipsverbandes bestehen entweder darin, daß man die die Watte fixierenden Mull- oder Kalikotbinden oder die Gipsbinden beim Abrollen zu fest anzieht. Es können aber auch beide Fehler gleichzeitig begangen werden.

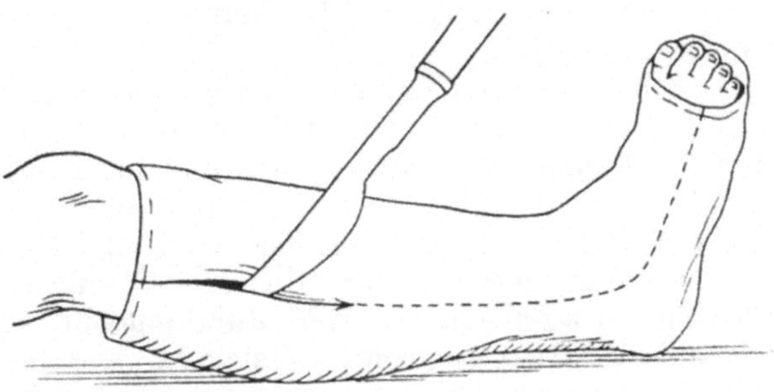

Abbildung 9. Gipsschalenverband.

Daher ist am besten die folgende, für den Kranken fast gefahrlose Gipsverbandtechnik einzuhalten: Die (im Armamentarium des Praktikers — Seite 28) beschriebenen Watterollen werden in Spiralen um das Glied gelegt, so daß sich zwei aufeinanderfolgende Touren halb und halb decken. Diese Polsterung wird mit einer e l a s t i s c h e n Idealbinde unter gelindem Zuge fixiert. Die Crista tibiae oder die Knöchelgegend sowie überhaupt alle Körperstellen, welche eines natürlichen Fettpolsters entbehren, werden noch separat durch eine Watteschicht vor Druck geschützt. Die genügend lang in k a l t e m Wasser belassene, gut durchtränkte Gipsbinde (es dürfen keine Luftblasen mehr aufsteigen) wird, ohne sie stark auszudrücken, o h n e j e g l i c h e n Z u g in Spiralentouren abgerollt, so daß sich die einzelnen Touren wieder wie bei der Watte halb und halb decken. So lange der Verband noch nicht ganz hart geworden ist, wird er beiderseits (Abbildung 9) mit einem scharfen, bauchigen Gipsmes-

ser (Knorpelmesser) bis fast auf die Idealbindenumwicklung durchschnitten. Nach vollständiger Erhärtung (2—3 Minuten) werden
noch die stehengebliebenen Reste der Gipstouren durchtrennt, so
daß der zirkuläre Verband jetzt aus zwei Schalen besteht, die beiderseits um ca. 2 Millimeter klaffen. Diese beiden Teile werden dann
mit einer elastischen Idealbinde durch Zirkulärtouren fixiert
(G i p s s c h a l e n v e r b a n d). Ist zu befürchten, daß der Verband trotzdem noch konstringierende Wirkung ausüben könnte,
so entfernt man die vordere Gipsschale vollkommen und begnügt
sich mit der Fixierung der Extremität in der hinteren Schale,
welche ein muldenförmiges Bett für die Gliedmassen abgibt.

Zur Fixierung des Rumpfes dient, wie schon früher erwähnt,
das L o r e n z s c h e G i p s b e t t. Über seine Anlegung sprechen
wir im Kapitel „Spondylitis".

Von B l a u b i n d e n (S t ä r k e) - V e r b ä n d e n machen wir
nur dann Gebrauch, wenn es nicht auf s o f o r t i g e Erhärtung
des Verbandes ankommt. Sie sind demnach nur zur Fixation ohne
Entlastung, in manchen Fällen auch zur Unterstützung der Kom-
pression zu verwenden. Die Technik der Anlegung der Blaubin-
denverbände ist die gleiche wie beim Gipsverband, nur werden die
Stärkebinden in w a r m e m Wasser durchfeuchtet. Zwischen
zwei Blaubindenschichten empfiehlt es sich, in warmes Wasser
getauchte, 2—3 Zentimeter breite Fournierholzstreifen (sog. Schusterspäne) zur Verstärkung des Verbandes einzulegen.

Dieser Blaubindenverband eignet sich besonders gut für die
sogenannten „abnehmbaren" Verbände. Noch vor dem Erhärten
wird der Verband in der Mittellinie bis fast zur Wattierung eingeschnitten. Wenn er nach 1—2 Tagen ganz erhärtet ist, werden
der Rest des Verbandes und die Watta ganz durchschnitten und
vom Bandagisten beiderseits mit einer Ösenleiste zur Schnü-
rung versehen. Zu Frakturverbänden der unteren Extremität soll
aber der Blaubindenverband n i e m a l s verwendet werden, weil
die reponierten Fragmente in dem erst spät erhärtenden Verbande
sich leicht verschieben.

Bei Gelenksergüssen genügen meistens k o m p r i m i e -
r e n d e Verbände, welche mit nassen Gradelbinden, Ideal-, Fla-
nell-, Trikotschlauch- oder Gummibinden ausgeführt werden können.

Der Z i n k l e i m v e r b a n d wird wegen seiner komprimie-
renden Wirkung zur Behandlung von Varizen oder Phlebitiden
verwendet. Eine Mischung im Verhältnis von

Zinci oxydati	150,0
Gelatini	200,0
Glycerini	250,0
Aquae dest.	400,0

wird, im Wasserbad flüssig gemacht, auf 35⁰ C abgekühlt und mit einem Pinsel auf die Haut aufgetragen. Darüber kommt ein Trikotschlauch. Dann wird der Körperteil abwechselnd mit Zinkleim und Mullbinden bis zu 6—8facher Lage bestrichen und umwickelt.

Extensionsbehandlung.

Das Heftpflaster findet vornehmlich als „Heftpflasterextensionsverband" bei der Frakturenbehandlung Verwendung. Die Technik dieser Extensionsverbände — sie sollte jedem praktischen Arzte geläufig sein — ist folgende: von einem 3 bis 5 Zentimeter breiten Heftpflaster — je nach dem Umfang der Extremität — wird ein Streifen abgeschnitten, der der ganzen medialen und lateralen Länge der zu extendierenden Extremität entspricht plus einem Stück von 18 bis 30 Zentimetern, welch letzteres zur Aufnahme des Spreizbrettchens mit der Schnur bestimmt ist, das ungefähr in der Mitte des Pflasterstreifens befestigt wird. Die so armierte Heftpflasterschlinge wird an der Innen- und Außenseite der Extremität auf der rasierten Haut angeklebt, so daß die beiden Enden am Beine bis zum Trochanter und Schambein, am Arme bis zur Schulter und Achselhöhle reichen, während die Mitte der Schlinge mit dem Spreizbrettchen die Extremität überragt. Dabei soll dieses Brettchen bei der unteren Extremität parallel zur Fußsohle (Abbildung 10), bei der oberen Extremität parallel der Ellbogengelenksachse stehen. Die beiden Längsstreifen werden durch einen spiralig verlaufenden Heftpflasterstreifen von ca. 2 bis 3 Zentimeter Breite fixiert, nachdem man vorher am Fuße die beiden Malleolen, am Unterarme das

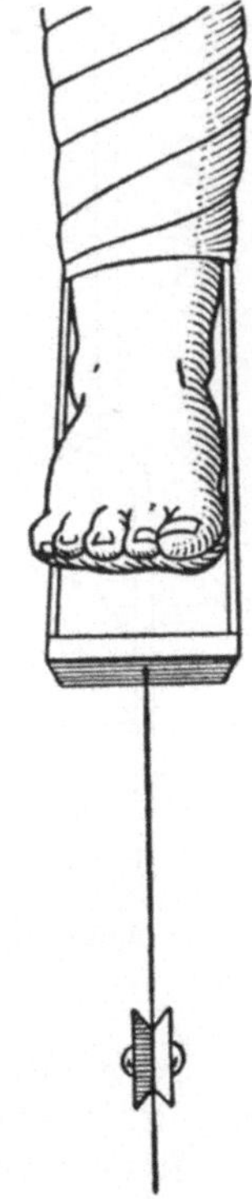

Abbildung 10.
Heftpflasterextension.

Handgelenk durch eine Wattalage vor Druck geschützt hat. Ring-
förmige Touren sind zu vermeiden, weil sie zu Zirkulationsstö-
rungen führen können. Über diese Pflasterstreifen wird noch eine
elastische Idealbinde vom peripheren gegen das proximale Ende

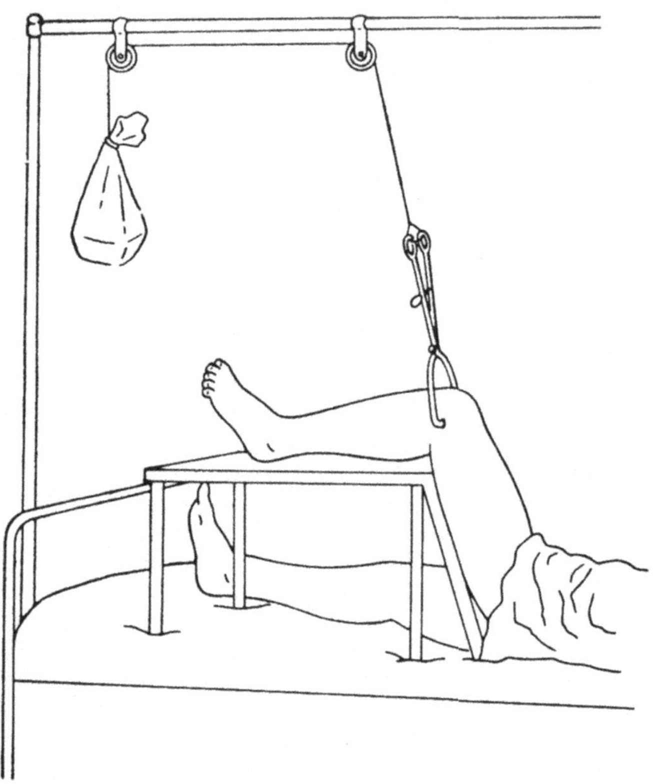

Abbildung 11. Extension mit einer Modifikation der von
Schmerz angegebenen Klammer.

der Extremität gewickelt. (An Stelle des Heftpflasters kann auch
ein mit Mastisol fixierter Trikotschlauch Verwendung finden.)
Die Schnur wird über Rollen geführt und an ihr werden die
Extensionsgewichte befestigt. Bei Extension der unteren Extremität ist das Fußende des Bettes zu erhöhen, damit die Körper-
schwere als Gegenzug ausgenützt werden kann. Extensionsver-

bände mit Gamaschen sollen nur bei geringer Gewichtsbelastung verwendet werden, da sie leicht Dekubitus erzeugen. Die Extension mit dem „S t e i n m a n n - N a g e l" und der „S c h m e r z - K l a m m e r" wirkt durch ihren Angriffspunkt am Knochen sehr exakt (Abbildung 11).

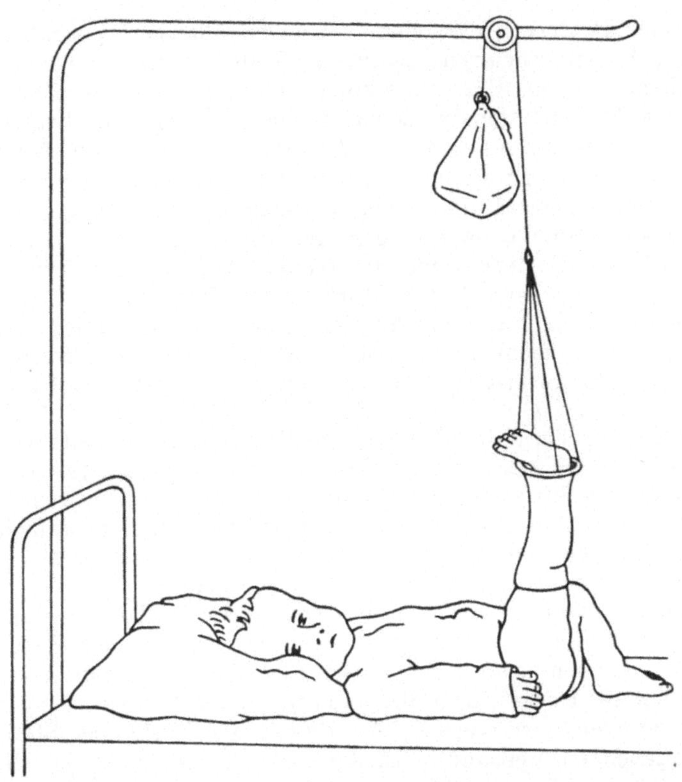

Abbildung 12. Vertikale Extension mit Mastisolstrumpf.

Bei Säuglingen und kleinen Kindern ist die v e r t i k a l e E x - t e n s i o n der horizontalen vorzuziehen. Die auf gleiche Weise mit Heftpflasterextension oder Mastisolstrumpf (Abbildung 12) armierte Extremität wird an einem vertikal am Kinderwagen, Korb oder Gipsbett (Schanz) fixierten Faßreifen oder Drahtbügel in der Weise befestigt, daß z. B. bei Oberschenkelfraktur das Ge-

säß des kleinen Patienten in der Luft schwebt, so daß das Kör-
pergewicht kontraextendierend wirkt. Durch diese Art des Verbandes wird zugleich die Reinhaltung bei Defäkation und Miktion
wesentlich erleichtert.

Prothesen.

Unter Prothesen verstehen wir orthopädische Apparate, welche dem Ersatze verloren gegangener Teile des menschlichen Körpers dienen sollen. Besonders kommen hier die Prothesen der amputierten Extremitäten in Betracht. Schon bei der Ausführung der
Amputation ist auf eine künftige Tragfähigkeit des Stumpfes tech-
nisch Rücksicht zu nehmen. Einer der wichtigsten hier in Betracht kommenden Punkte, die Vermeidung pilzförmiger Osteo-
phyten am Stumpfe, liegt in der Art der Durchsägung des Knochens, dessen Periost nicht wie früher proximal, sondern distal
zurückgeschoben und dessen Mark ausgelöffelt wird.

An den Amputationsstümpfen sind nach erfolgter Wund-
heilung täglich mehrmals Streich- und besonders Klopfmassagen
und Belastungsversuche vorzunehmen, ebenso aktive und
passive Bewegungen des Stumpfes. Weiters muß mit der Tatsache
gerechnet werden, daß das vorherige Tragen einer Behelfsprothese
bei Amputierten der unteren Extremität für die endgültige Umformung des Stumpfes eine nicht zu umgehende Notwendigkeit
vorstellt. Die Anfertigung einer G i p s s t e l z e, der einfachsten
Form einer solchen Immediatprothese, bei einem Oberschenkel-
amputierten kann auf folgende Weise ausgeführt werden: Am
stehenden Patienten wird ein schwach wattierter Gipsverband um
den Amputationsstumpf angelegt, welcher an der medialen Seite
bis zum Perineum, an der lateralen Seite bis zur Crista ossis ilei
reichen muß. Dorsal muß dieser Verband dem Tuber ossis ischii
genau anmodelliert werden. An diesen die Form des Stumpfes
wiedergebenden Verband wird dann ein Holzstock in der Stärke
eines Besenstiels mit Hilfe mehrerer an den Stock befestigter
Bandeisenstreifen angegipst. Die so angefertigte Übergangs- oder
Behelfsprothese wird mit einem Taillen- und Schultergurt versehen; um ein Ausgleiten zu verhindern, ist es gut, an dem distalen Ende des Holzstockes eine Gummikappe anzubringen, wie
wir solche an den Krücken verwenden. Wichtig ist es, darauf
zu achten, daß die Länge des Stumpfes plus Prothese um ca. 2—3
Zentimeter kürzer sein muß als die beschuhte normale Extremität, um das Gehen ohne Zirkumduktion der amputierten Extre-

mität zu ermöglichen. Bei doppelseitiger Amputation empfiehlt es sich, nach der Methode Höftmanns zuerst ganz niedere Behelfsprothesen tragen zu lassen, welche im Laufe der Zeit immer mehr

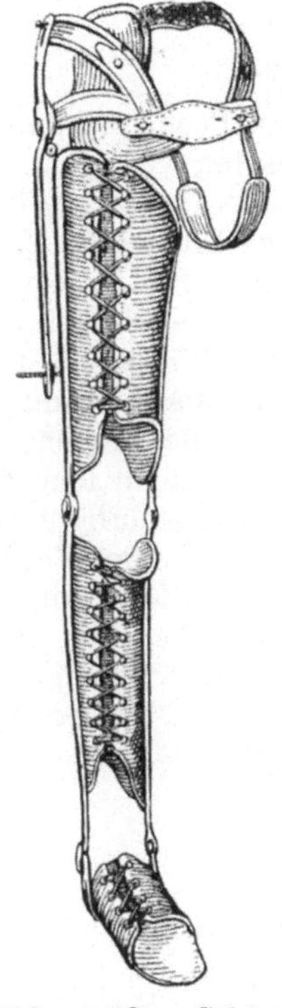

Abbildung 13 a. Schienenhülsenapparat für Coxitis mit Stellvorrichtung zur Korrektur der Adduktion.

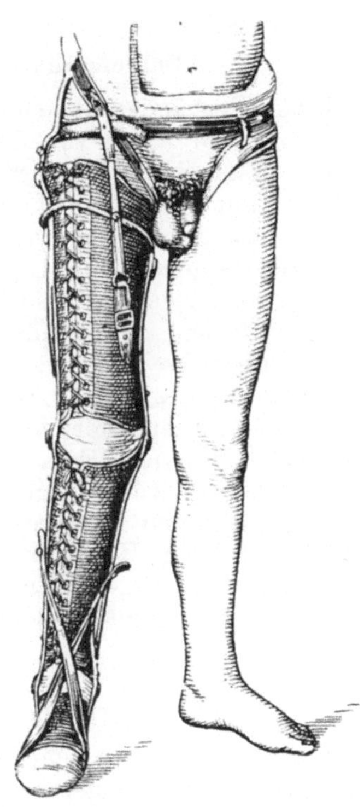

Abbildung 13 b. Coxitisapparat nach Hessing.

(Aus Schanz, Orthopädie)

der normalen Körpergröße des betreffenden Patienten angepaßt werden sollen.

Bei der oberen Extremität sei nur ganz kurz auf die sogenannten Arbeitsprothesen (Klauenhände) hingewiesen, welche mit Erfolg angewendet werden.

Auf die kineplastischen Prothesen (Vanghetti, Sauerbruch).

welche dem Zwecke dienen, die Prothese mit der Muskel- und
Sehnenfunktion des Amputationsstumpfes derart in direkte Verbindung zu bringen, daß diese zur aktiven Betätigung verwendet
werden kann, hier näher einzugehen, müssen wir wohl verzichten.

Schienenhülsenapparate.

Gleich den Verbänden dienen diese orthopädischen Apparate —
wir wollen hier vor allem von den von Hessing genial konstruierten und von Hoffa in die orthopädische Praxis eingeführten
Schienenhülsenapparaten sprechen — hauptsächlich dem Zwecke
der Fixation und der Entlastung, in selteneren Fällen auch der
Korrektur. Sie bestehen aus Lederhülsen, welche die einzelnen
Teile der Extremitäten umfassen, und aus seitlichen Schienen,
welche die Hülsen miteinander verbinden (Abbildung 13).
Entlastend wirken die Apparate dadurch, daß die Extremität in
Extensionsstellung gezwungen wird, indem einerseits das Tuber
ossis ischii auf der gepolsterten Oberschenkelhülse aufruht, während der Fuß mit einem Fersenzug gegen die Sohlenplatte des
Apparates gezogen wird. Die Hauptvorzüge der Schienenhülsen-
verbände gegenüber den erstarrenden Verbänden beruhen auf der
Möglichkeit peinlicher Hautpflege, sowie der gleichzeitigen Anwendung anderer Heilbehelfe. Diese Apparate müssen über einem
womöglich vom Arzte selbst ausgeführten Gipsmodelle gearbeitet
werden.

Armamentarium.

Angeschlossen sei nunmehr die Aufzählung jener Verband-
materialien und Instrumente, welche der praktische Arzt außer
den für die Wundbehandlung nötigen Naht- und Wundverband-
mitteln vorrätig haben soll:

W i e n e r W a t t a (Polsterwatta, das ist gewöhnliche, auf
    beiden Seiten geleimte Watta)

    a) in Lagen,

    b) in Rollen von 8—12 cm Breite vom Arzte selbst
        zurechtgeschnitten.

E l a s t i s c h e I d e a l b i n d e n in Breiten von 6, 8 und
    10 cm.

G i p s b i n d e n, 8 und 15 cm breit nach Dr. Albert (von der
    Firma Cosack & Co. in Düsseldorf).

Klebelösungen, beispielsweise Mastisol nach Oettingen oder Heusner (Terebinthinae venet. 1.0, Benzoli 100, Colophonii 100).

Flanellbinden, 3 cm breit.

Heftpflaster (Leukoplast) in Rollen zu 3 und 5 cm Breite.

Blechkassetten zur Aufbewahrung der Gipsbinden (hiezu können auch alte Keksdosen verwendet werden).

Schusterspäne = Fournierholz zur Verstärkung des Verbandes als stützende Einlage in 2—3 cm breiten Streifen, 15—25 cm lang.

Zwei scharfe, bauchige Gipsmesser (Knorpelmesser aus dem anatomischen Sezierbesteck).

Blaue Stärkebinden, 12 cm breit.

Drahtschienen nach Cramer in verschiedenen Breiten und die billigen Universaldrahtschienen nach Engelmann (etwa je 4—5 Stück).

Bandeisen, 1 cm breit, in verschiedenen Längen.

Gipsschere.

Große Verbandschere.

Spezieller Teil.

Von den im Folgenden zu beschreibenden Deformitäten wollen wir zunächst die angeborenen besprechen. Zu diesen gehören außer den so häufig vorkommenden wie Klumpfuß, Hüftluxation und Schiefhals noch die kongenitalen Defekte am Knochen- und Muskelsysteme. Hier ist bei genauer Untersuchung unschwer die richtige Diagnose zu stellen, welche es ermöglicht, die Deformitäten schon frühzeitig der Behandlung zuzuführen.

Anschließend wollen wir dann von den erworbenen Deformitäten zunächst die am häufigsten zur Beobachtung gelangenden

1. auf rachitischer Basis beruhenden Verbildungen erörtern,

2. die durch Knochen- und Gelenkstuberkulose sowie durch andere Infektionen bedingten und schließlich

3. die Deformitäten, welche im Gefolge von Lähmungszuständen entstanden sind, die durch Erkrankungen des zentralen und des peripheren Nervensystems hervorgerufen wurden.

Deformitäten, welche häufig angeboren und nur selten erworben beobachtet werden, also vornehmlich kongenital sind, wie z. B. der Klumpfuß, sind im Kapitel der angeborenen Verbildungen ausführlicher beschrieben; die erworbene Form wird im Anhange des entsprechenden Kapitels erläutert werden.

Angeborene Deformitäten.

Der angeborene Klumpfuß.

Von den angeborenen Deformitäten sei der kongenitale Klumpfuß (Pes equinovarus congenitus) als häufigste Verbildung zuerst besprochen. Die für ihn charakteristische Kontrakturstellung des Fußes setzt sich aus mehreren Komponenten zusammen (Abbildung 14). Der vordere Teil des Fußes steht zum Fersenteil in Adduktion, die Sohle zeigt Inflexion, der ganze Fuß ist einwärts gedreht (supiniert) und plantar flektiert (equinus) bei stark nach oben gezogener Ferse. Sowohl das Talocruralgelenk, wie das Talotarsalgelenk sind in der Form und Achsenstellung im Sinne einer Plantarflexion und Adduktion verändert. Der Taluskörper ist verkürzt, der Talushals auf der Außenseite verlängert. Der Prozessus anterior calcanei ist stark nach einwärts gedreht, so daß das Os cuboideum auf die mediale Seite des Fußes zu liegen kommt. Es ist klar, daß diese Difformitäten durch Belastung noch viel stärker werden müssen. Der Klumpfüßige belastet beim Gehen nur den äußeren Fußrand (Abbildung 15), in schweren Fällen tritt er sogar mit dem Fußrücken auf. An

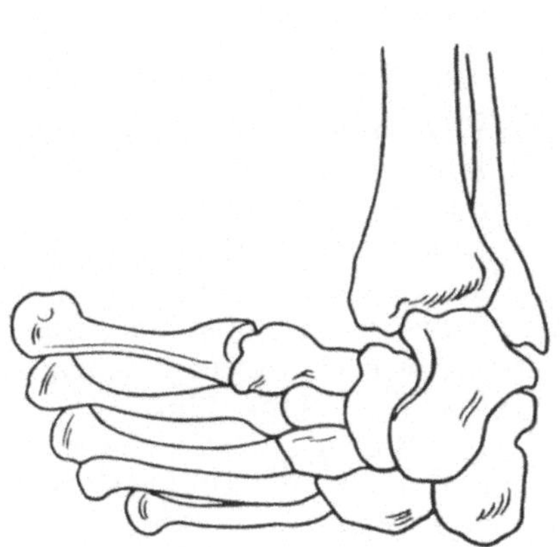

Abbildung 14. Klumpfußskelett.

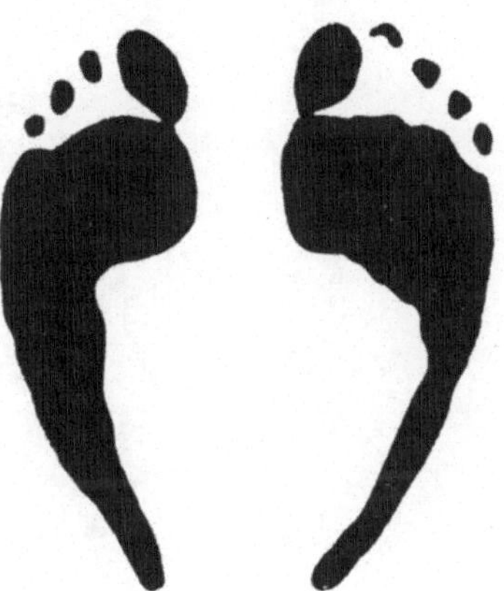

Abbildung 15. Trittspur bei Klumpfuß.

diesen dem unmittelbaren Druck besonders ausgesetzten Stellen kommt es oft zur Bildung von Schwielen und Schleimbeuteln.

Der Pes equinovarus congenitus wird einseitig und doppelseitig beobachtet und kommt bei Knaben mindestens doppelt so oft vor wie bei Mädchen.

Ätiologisch kommt vornehmlich eine fehlerhafte Keimanlage in Betracht. Dafür spricht, daß der angeborene Klumpfuß sehr häufig hereditär und familiär beobachtet wird. Für manche Fälle können auch exogene Momente verantwortlich gemacht werden, sei es, daß sie wachstumshemmend, sei es, daß sie mechanisch deformierend wirken, wie Raummangel in utero, wie der Zug amniotischer Verwachsungen und Stränge oder wie angeborener Tibiadefekt.

Die P r o g n o s e beim kongenitalen Pes equinovarus ist bei
f r ü h z e i t i g e m Einsetzen der Therapie eine überaus günstige,
weil durch diese das weitere Wachstum der Knochen bereits in
normale Bahnen gelenkt werden kann. Demnach hat man mit der
Behandlung beim angeborenen Klumpfuß sofort nach der Geburt
zu beginnen. Setzt die Behandlung erst in einem späteren Stadium
ein, so wird die Prognose getrübt, da eine Wiederherstellung normaler Verhältnisse immer
schwieriger wird. Die Gründe dafür sind folgende:
Durch die funktionelle In-
anspruchnahme und Bela-
stung kommt es zu einer
Steigerung der abnormen
Wachstumsrichtung der einzelnen Fußwurzelknochen
und zu einer Zunahme der
fehlerhaften örtlichen Bezie-
hung der Knochen und Ge-
lenkenden zu einander, welche wieder zu deren stärkeren Verbildung führt.

Worin hat nun die B e -
h a n d l u n g zu bestehen
und inwieweit kann sie
auch vom praktischen Arzte
durchgeführt werden?

Vor allem sind von
einer verläßlichen Warteperson bei jedesmaligem Um-
wickeln des Säuglings r e -

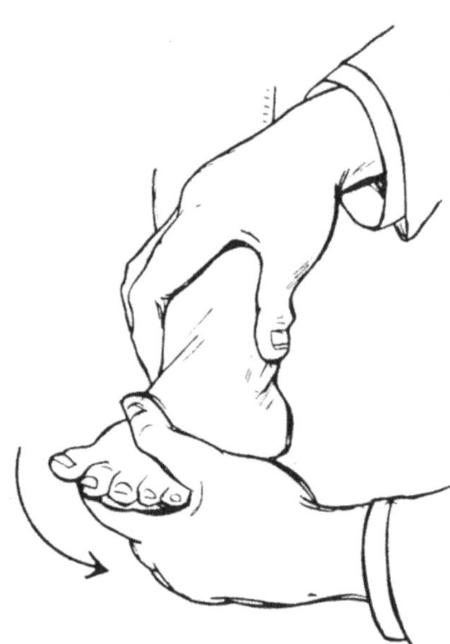

Abbildung 16. Redressierende Handgriffe
bei der Klumpfußbehandlung.

d r e s s i e r e n d e M a n i p u l a t i o n e n nach den Weisungen
des Arztes vorzunehmen. Die dabei einzuhaltende T e c h n i k ist
folgende: Die Knöchel des Füßchens sind durch Fixierung mit
Daumen- und Zeigefingerspitze gegen Knickung zu schützen (Abbildung 16) und die einzelnen Komponenten der Deformität so
zu behandeln, daß die Adduktion des Vorfußes durch Abduktionsbewegungen, die Inflexion der Sohle durch Reflexions-, die
Supination des Fußes durch Pronationsmanipulationen zu beheben und schließlich die Equinusstellung in Dorsalflexion überzu-
führen gesucht wird. Schon durch diese einfache Art der Behand-

lung kann konsequent und womöglich bei jedem Umwickeln des Kindes und durch längere Zeit durchgeführt ein Großteil der Deformität ausgeglichen werden.

Um die dadurch erzielte Korrektur festzuhalten, genügt bei diesen leichten Fällen eine einfache Schiene. Daneben ist es gewiß von Vorteil, für kurze Zeit einen kleinen, fixierenden Verband anzulegen; am besten eignet sich dazu der Fincksche Klebeharz- oder der Oettingsche Mastisolverband, der in folgender Weise ausgeführt wird: Eine ungefähr 2 Finger breite Flanellbinde wird über das mit Klebeharz oder Mastisol bestrichene Füßchen so angeklebt, daß die erste Tour von der Vorderfläche des Unterschenkels schräg über den Fußrücken, den medialen Fußrand, die Sohle und den lateralen Fußrand bei rechtwinkelig gebeugtem Knie unter Spannung zur Außenfläche des distalen Teiles des Oberschenkels geführt wird, seine Vorder- und Innenfläche umkreist und über die Kniekehle zum Ausgangspunkt zurückkehrt (Abbildung 17). In manchen Fällen empfiehlt es sich, den Verband durch eine zweite in gleicher Richtung angelegte Bindentour zu verstärken. Selbstverständlich sind auch die Teile des Ober- und Unterschenkels, an welchen die Binde angelegt wird, vorher mit Mastisol zu bestreichen. Das Füßchen wird durch diesen Verband leicht in Pronations- und Abduktionsstellung fixiert und die Zirkulation dabei in keiner Weise gestört.

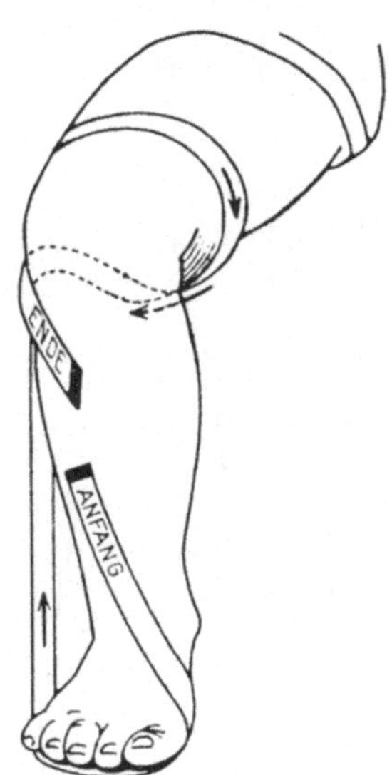

Abbildung 17. Redressierender Mastisolverband zur Fixierung der Korrektur bei Klumpfuß.

Gewöhnlich sind durch diese Art der Behandlung die einzelnen Komponenten der Deformität korrigiert; bloß die Equinusstellung des Klumpfußes ist noch nicht restlos behoben, so daß dann meistens die Aufgabe übrig bleibt, die starke Verkürzung der Achillessehne durch subkutane Tenotomie oder offene Verlängerung auszugleichen und im Anschlusse daran zur Erhaltung des operativen Erfolges für wenige Wochen einen Gipsverband anzulegen.

Nur bei schweren Fällen von angeborenem Klumpfuß und

bei solchen Fällen, wo die Kinder erst in einem späteren Alter zur Behandlung gebracht werden, liegt die Indikation eines modellierenden Redressements in Narkose vor. Dieses wird so vorgenommen, daß man die einzelnen Komponenten der Verbildung der Reihe nach zu beheben sucht. Zuerst wird gegen die Adduktion des Vorfußes vorgegangen, indem man die verkürzten kontrakten Weichteile des inneren Fußbogens durch redressierende Manipulationen — man bedient sich dabei eines gepolsterten Keiles — zu dehnen sucht; es folgt die Beseitigung der Inflexion; hierauf wird die Equinusstellung durch Tenotomie korrigiert und schließlich wird die Supinationsstellung durch Drehung des Fußes in Pronationsstellung zu beheben sein.

Die subkutane Tenotomie an der Achillessehne wird so ausgeführt, daß der Patient auf den Bauch gelegt wird; die linke Hand des Operateurs umfaßt mit dem Mittel-, Gold- und kleinen Finger den Fußrücken, mit dem Daumen die Planta pedis, der linke Zeigefinger tastet die gespannte Achillessehne. Hierauf wird der Fuß zwecks Entspannung der Sehne ein wenig plantar flektiert. Mit der rechten Hand wird nun das Tenotom, am linken Fuße medial, am rechten lateral zirka zwei Zentimeter oberhalb des Fersenhöckers in schiefer Richtung nach aufwärts (Tenotomia obliqua) eingestochen, ohne an der entgegengesetzten Seite auszustechen. Dabei sieht die Schneide des Tenotoms gegen die Fußsohle. Während man nun die Schneide senkrecht auf die Sehne aufsetzt, flektiert man den Fuß mit der linken Hand stark dorsal, so daß die Sehne vollkommen durchtrennt wird. Noch sicherer erreicht man die dauernde Korrektur durch die offene Sehnenverlängerung nach Bayer (Abbildung 18).

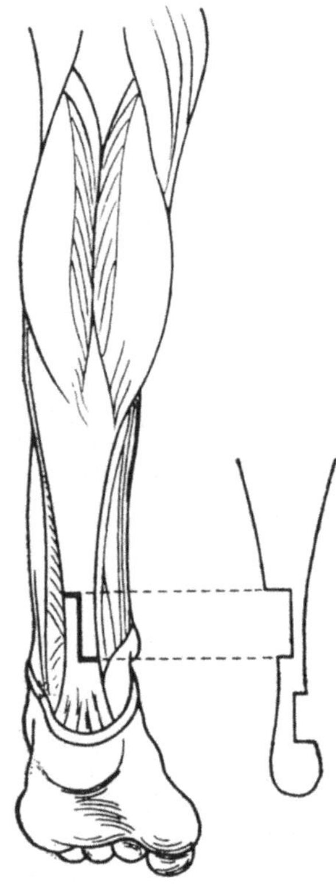

Abbildung 18.
Verlängerung der Achillessehne nach Bayer.

Der nach Ausführung des Redressements zur Erhaltung der Korrektur dienende Gipsverband muß von den Zehenspitzen bis zur Mitte des Oberschenkels reichen und bei rechtwinkelig gebeugtem Knie angelegt werden, damit das Kind mit dem Fuße nicht aus dem Verbande herausschlüpfen kann. Nach Abnahme des Gipses nach ungefähr 3—5 Wochen hat die Nachbehandlung durch den praktischen Arzt einzusetzen. Die Extensoren und die Peronealmuskulatur sind einer Massage und elektrischen Behandlung durch Faradisation zu unterziehen. Außerdem ist für die Nacht zur Vermeidung eines etwaigen Rezidivs eine einfache Nachtschiene zu empfehlen, welche auf den Fuß eine pronierende, dorsalflektierende Wirkung ausüben soll, eine Schiene, welche, wie schon früher erwähnt, in leichten Fällen zur alleinigen Korrektur verwendet werden kann. Sie kann von jedem Bandagisten, auf dem Lande von jedem geschickten Spengler oder Schlosser angefertigt werden. Sie besteht aus einem Sohlenteil aus Blech (mit aufgebogenem Innenrand), welcher nach der Umrißlinie des Fußes zugeschnitten wird, und aus einer ein Zentimeter breiten Metallaußenschiene, die an der Blechsohle entsprechend der Gegend des äußeren Knöchels im stumpfen Winkel fixiert ist und bis zum Kniegelenk reicht (Abbildung 19). Mit einer Idealbinde wird zuerst das Füßchen und der Unterschenkel umwickelt und dann die Schiene mit der gleichen Binde durch ebensolche Touren befestigt. Das Hauptaugenmerk ist nach der Korrektur der Deformität auf das Tragen von richtig angefertigtem Schuhwerk zu lenken. Hohe Maßschnürschuhe, deren Sohlenfläche „gerade Bahn" oder sogar etwas abduzierte Form aufweist, mit an der Außenfläche erhöhter Sohle und erhöhtem Absatz, welche den Fuß in Pronationsstellung drängen, sind für die ersten Jahre unerläßlich (Abbildung 20 a und 20 b).

Ganz kurz sei noch auf die nur äußerst seltenen und nur bei hochgradig vernachlässigten Fällen in Frage kommenden operati-

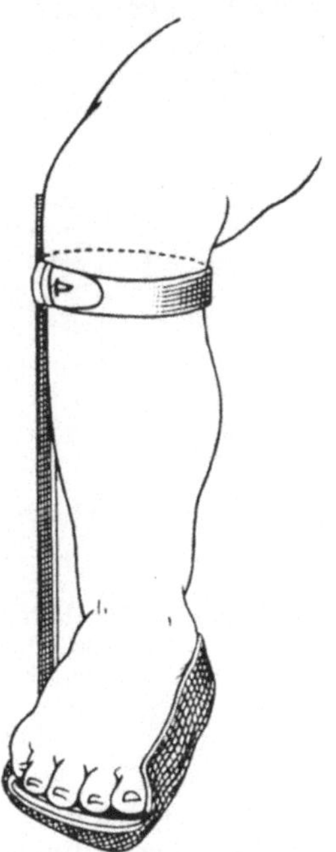

Abbildung 19. Nachtschiene bei Klumpfuß.

ven Maßnahmen bei Behandlung der schweren Klumpfüße verwiesen: Auf die Durchschneidung der verkürzten Muskeln und Bänder auf der Innenseite des Fußes nach Phelps, auf die Keilexzision aus dem Tarsus und auf die Talusexstirpation.

Von den e r w o r b e n e n Klumpfüßen kommt für die allgemeine Praxis hauptsächlich der Pes equinovarus nach Poliomyelitis in Betracht; dieser ist an der Peroneuslähmung und an der Atrophie der Muskulatur sowie an der leicht supinierten Lage des Calcaneus (der in diesen Fällen die Fersenkappe ganz ausfüllt)

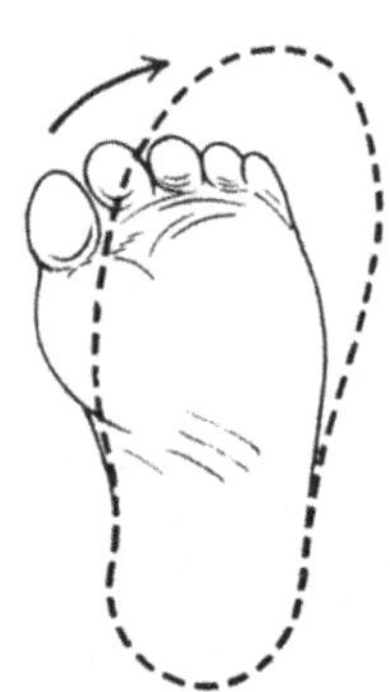

Abbildung 20 a.
Gerade Bahn der
Sohlenfläche des
Schuhes bei Klump-
fuß.

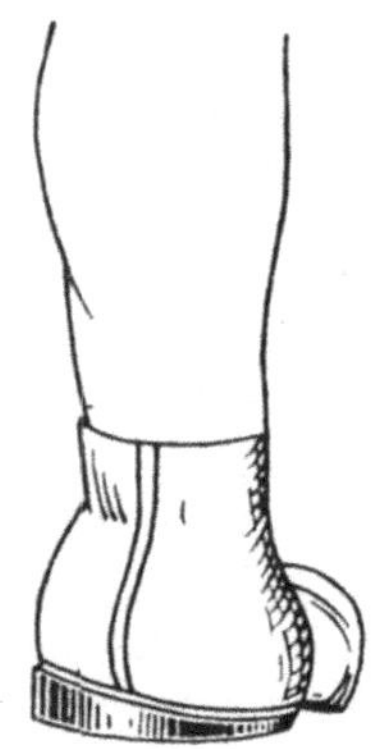

Abbildung 20 b.
Linker Schuh mit
außen erhöhtem
Absatz bei Klump-
fuß.

leicht zu erkennen. Über die Behandlung dieser Fälle sprechen wir im Abschnitte über Lähmungen.

Auch eine Fraktur des inneren Malleolus kann bei ungenügender Versorgung leicht zu Klumpfußstellung des Fußes führen.

Zu den weniger häufigen angeborenen Deformitäten des Fußes gehören der k o n g e n i t a l e P l a t t f u ß (siehe Kapitel Plattfuß), der angeborene H o h l f u ß, gekennzeichnet durch eine verstärkte Aushöhlung des Fußlängsgewölbes (Abbildung 21); weiters der kongenitale H a k e n f u ß als Pes calcaneus sursum flexus; er ist häufig mit Plattfußstellung kombiniert; schließlich ist noch der selten zu beobachtende angeborene S p i t z f u ß hier zu erwähnen.

Die Behandlung dieser kongenitalen Deformitäten geschieht nach denselben Prinzipien wie die Klumpfußbehandlung, d. h. daß sie möglichst frühzeitig einsetzen soll. Es werden die einzelnen Komponenten der Deformität korrigiert und das Resultat in leicht überkorrigierter Stellung durch einen Gipsverband festgehalten. Zur Nachbehandlung ist manchmal noch die Verwendung von Tag- oder Nachtschienen nötig.

Hohlfuß, Hakenfuß und Spitzfuß werden natürlich ebenfalls e r w o r b e n beobachtet. . Der durch Lähmung entstandene Hakenfuß, wie auch der paralytische Spitzfuß zeigen meistens eine Hohlfußform. Außer durch Lähmung kann es auch durch Trauma (Sehnendurchschneidung) zur Ausbildung dieser Fußformen kommen.

Eine ganz eigenartige Fußdeformität stellt der Pes calcaneus sensu strictiori dar. Er wird nur an Erwachsenen bei Lähmung der Wadenmuskulatur beobachtet. Der

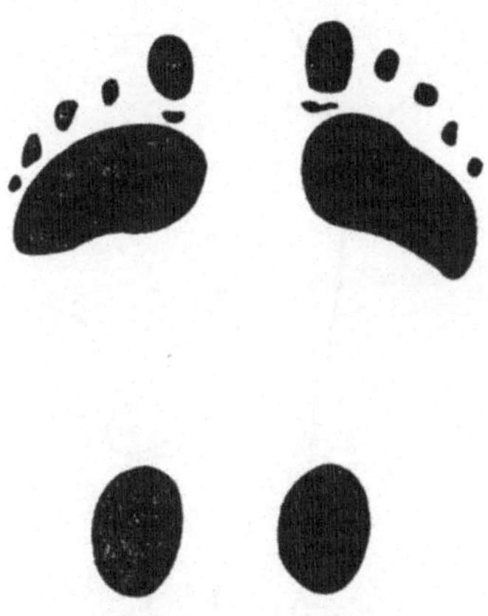

Abbildung 21. Trittspur bei Hohlfuß.

Calcaneus ist mit seinem Tuber nach abwärts gerichtet und es entsteht durch den Zug der intakten Plantarmuskeln eine tiefe Höhlung in der Sohle. Für die Therapie bei den erworbenen Fußdeformitäten kommen dieselben Regeln in Betracht, wie bei den angeborenen.

Die angeborene Hüftluxation.

Die Luxatio coxae congenita wird sehr häufig beobachtet; etwa 40 Prozent aller orthopädischen Leiden entfallen auf sie. Ihre konstitutionelle Ätiologie ist in vielen Fällen durch ihre Erblichkeit und das gleichzeitige Vorkommen noch mit anderen angeborenen Deformitäten nachgewiesen; sie findet sich 7—9mal so oft bei Mädchen als bei Knaben; die einseitige angeborene Hüftluxation wird beinahe doppelt so häufig beobachtet als die beiderseitige.

Wenn wir von angeborener Verrenkung der Hüfte sprechen, so ist das eigentlich nicht richtig, weil eine Verrenkung eine

vorher bestandene normale gegenseitige Lage der beiden Gelenks-
konstituentien voraussetzt. Bei der kongenitalen Hüftluxation
trifft diese Voraussetzung in der überwiegenden Mehrzahl der
Fälle nicht zu. Der Schenkelkopf war niemals in der Hüftpfanne,
sondern kam schon außerhalb der Pfanne zur Entwicklung. Und
dennoch sprechen wir von Verrenkung.

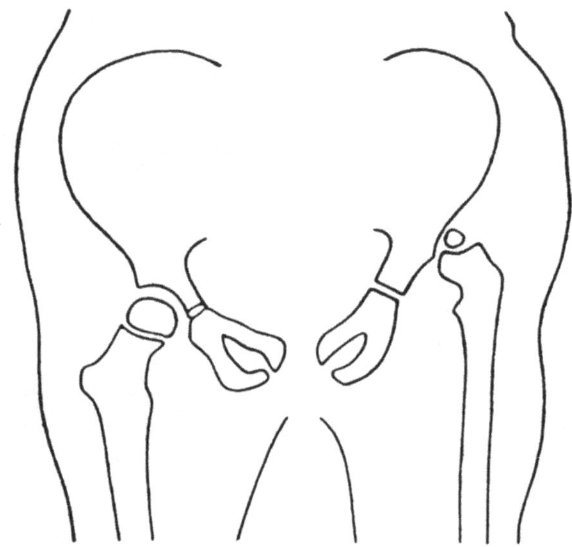

Abbildung 22. Einseitige angeborene Hüftgelenksverrenkung.

Bei der kongenitalen Hüftluxation handelt es sich meistens
um ein Vitium primae formationis, was röntgenologisch aus der
Hypoplasie der Beckenhälfte der luxierten Seite, aus der Kleinheit des Kopfkernes, sowie aus der Unterentwicklung des Pfan-
nendaches leicht zu ersehen ist. Dabei besteht eine sich auf fast
allen Röntgenbildern von angeborener Hüftluxation findende
Hyperplasie des Pfannenbodens, durch welche der Schenkelkopf
abgedrängt wird (Abbildung 22). Diese pathologischen Befunde
erklären leicht das Entstehen der einzelnen Grade der Verbildung
von der Subluxation bis zur ausgesprochenen Verrenkung.

Für den praktischen Arzt ist die Stellung der D i a g n o s e
gerade bei der angeborenen Hüftverrenkung von eminenter Wichtigkeit.

Eine genaue Untersuchung wird oft schon beim Säugling und nicht erst bei beginnenden Gehversuchen das Bestehen einer Hüftluxation erkennen lassen. Sie stützt sich dabei auf folgende Kriterien:

Bei einseitiger Hüftluxation:

Im Liegen wird die Verkürzung des einen Beines durch folgende Symptome auffallen (Abbildung 2):
a) Asymmetrische Stellung der Hautfettfalten, die den Adduktoren der beiden Oberschenkel entsprechen;
b) Höherstehen der Patella auf der luxierten Seite;
c) Höherstehen des Trochanters der luxierten Seite sowie die Vorwölbung der ganzen Trochantergegend;
d) leere Hüftpfanne auf dieser Seite;
e) Erhärtung der Diagnose durch Röntgenaufnahme.
Im Stehen: Das Trendelenburgsche Phänomen ist auf der luxierten Seite positiv; das heißt, wenn der Patient auf dem kranken Bein steht und das gesunde Bein hebt, so sinkt die gesunde Beckenhälfte herunter.
Im Gehen:
a) Man sieht förmlich das Höhertreten des Oberschenkelkopfes;
b) Einknickung des Rumpfes in der Taillengegend auf der luxierten Seite;
c) Ausschlagen des Oberkörpers nach der kranken Seite.

Bei doppelseitiger Hüftluxation:

Im Liegen:
a) Disproportion der Länge der Unterschenkel zur Länge der Oberschenkel, da ja beide Oberschenkel verkürzt erscheinen;
b) Vorwölbung der Trochanterengegend beiderseits durch den doppelseitigen Trochanterenhochstand;
c) leere Hüftpfanne beiderseits;
d) angedeutete Lordose des Lendenabschnittes der Wirbelsäule;
e) Erhärtung der Diagnose durch Röntgenaufnahme.
Im Stehen:
a) Trendelenburgsches Phänomen auf beiden Seiten positiv;
b) starke Lordose des Lendenteils der Wirbelsäule.
Im Gehen: Watschelnder Gang in lordotischer Stellung.

Differentialdiagnostisch kommt bei der angeborenen Hüftluxation vor allem einseitige oder doppelseitige Coxa vara in Betracht. Die genaue Untersuchung (das Tasten des Schenkelkopfes in der Hüftpfanne, die eingeschränkte Abduktionsmöglichkeit), sowie das Röntgenbild werden leicht zur richtigen Diagnose der Coxa vara führen.

Eine Verwechslung einer angeborenen mit einer traumatischen Hüftluxation ist kaum möglich, weil schon anamnestisch das Trauma auszuschließen wäre. — Hingegen kommt differential-diagnostisch die Distentionsluxation bei akuter Osteomyelitis im Säuglingsalter oder im Gefolge von Angina, Scharlach, Typhus etc. in Betracht; bei dieser finden sich aber alle Zeichen der entzündlichen Erkrankung des Hüftgelenkes, hohes Fieber, starke Schmerzen. Auch zeigt das Röntgenbild nicht die für die angeborene Luxation charakteristische Unterentwicklung der einzelnen Gelenkskonstituenten, sondern vor allem ein schön ausgebildetes Pfannendach. Die Luxation ist hier durch Dehnung infolge Ergusses, äußerst selten durch Zerstörung der Gelenkskapsel entstanden. — Die Pfannenwanderung und Luxationsstellung im Verlaufe hochgradiger Destruktion bei Coxitis tuberculosa ist sowohl anamnestisch, durch ihre eigentümlichen Begleiterscheinungen, wie auch im Röntgenbilde leicht zu erkennen und weist keinerlei Ähnlichkeit mit einer angeborenen Hüftluxation auf.

In sehr schweren Fällen von Poliomyelitis kann es auch zur Hüftluxation kommen, doch ist eine solche Hüftluxation nicht mit einer angeborenen Luxation zu verwechseln, eher noch die Hüftluxation bei der Littleschen Erkrankung. Das Röntgenbild wird aber auch in diesem Falle außer den begleitenden charakteristischen klinischen Symptomen keine Zeichen von Unterentwicklung der Gelenksteile aufweisen.

Haben wir im Vorhergehenden die wichtigsten Symptome beschrieben, welche uns die Stellung der Frühdiagnose bei der kongenitalen einseitigen und doppelseitigen Hüftluxation ermöglichen, so sei hinsichtlich der Therapie gleich darauf verwiesen, daß wir auf Grund unserer Erfahrungen Anhänger der Frühbehandlung sind, wir werden allenfalls schon beim Säugling die Reposition vornehmen. Je früher man durch die Reposition möglichst normale physiologische Verhältnisse im Hüftgelenke herstellt, desto schönere Erfolge erzielt man nicht nur in anatomischer, sondern auch in funktioneller Hinsicht.

Gegen eine sofortige Behandlung spräche bloß allgemeine Körperschwäche des Kindes, bei der schon die Anwendung der

Narkose als Schädigung in Betracht käme. Ein weiterer Gegengrund, das Annässen des nach der Reposition angelegten Gipsverbandes durch das noch nicht bettreine Kind, sowie die durch den erweichten Verband gefährdete Retention des Femurkopfes in der Pfanne fällt nicht so sehr ins Gewicht, weil die Erfahrung lehrt, daß oft schon bettreine Kinder in einem Gipsverband sich wieder zu benässen beginnen.

Als Altersgrenze nach oben empfehlen wir im allgemeinen bei doppelseitigen Luxationen das fünfte, bei einseitigen das siebente Lebensjahr, obwohl auch ältere Kinder, beispielsweise sogar ein schon 14jähriges Mädchen mit einseitiger Luxation von uns mit bleibendem Erfolge durch Reposition behandelt werden konnte; aber in solchen Fällen von Spätoperation kann es leicht durch Überdehnung bei der Reposition zu Paresen des Nervus ischiadicus kommen.

Auf die T e c h n i k d e r E i n r e n k u n g und Retention sei nur kurz verwiesen, da sie ja meistens nur vom Facharzte ausgeführt wird.

Wir führen die Reposition im allgemeinen nach der L o r e n z s c h e n M e t h o d e aus freier Hand durch Abduktion des flektierten, leicht einwärts rotierten Beines aus. Die Retention erfolgt im ersten Gipsverbande in der klassischen Primärstellung (90⁰ Abduktion und Flexion). Den ersten Gipsverband ersetzen wir gewöhnlich nach drei Monaten durch einen zweiten Gipsverband, bei dem sowohl Abduktion wie Flexion verringert werden; dieser Verband bleibt meistens etwa zwei Monate liegen. Bei ungünstigen anatomischen Verhältnissen muß man eine längere Fixationsdauer einhalten. Überhaupt läßt sich ein bestimmter Termin bis zur Heilung im vorhinein nicht angeben, da in nicht wenigen Fällen mehr als zwei Gipsverbände nötig sind. Bei der Einrenkung muß mit Hindernissen von seiten der verkürzten Adduktoren, sowie von seiten der Kapsel, wenn die leere Pfannentasche oder der Kapselisthmus zu eng sind, gerechnet werden. Die Adduktoren dürfen nur so weit gedehnt werden, als es für die Reposition unumgänglich notwendig ist. Nach Entfernung des letzten Gipsverbandes, wenn wir voraussichtlich auf bleibende Retention rechnen können, geben wir dem Patienten, um die Abduktion möglichst lange zu erhalten, eine Nachtlade aus Gips. Von einer funktionellen Belastung im Gipsverbande sehen wir ab. Wir lassen das Kind abwechselnd liegen oder auf einem eigens konstruierten Stühlchen sitzen. Das Ausfahren des Kindes im Gipsverbande ist leicht möglich, wenn an dem sogenannten Sportkinderwagen die Seitenteile entfernt werden (Abbildung 23).

Die blutige Reposition, die der unblutigen vorausgegangen ist und wegen ungünstiger Resultate (postoperative Ankylose) verlassen wurde, wird heute nur in einer geringen Anzahl von Fällen geübt, wenn das Alter der unblutigen Reponibilität bereits überschritten ist. Man zieht der ursprünglichen blutigen Repo-

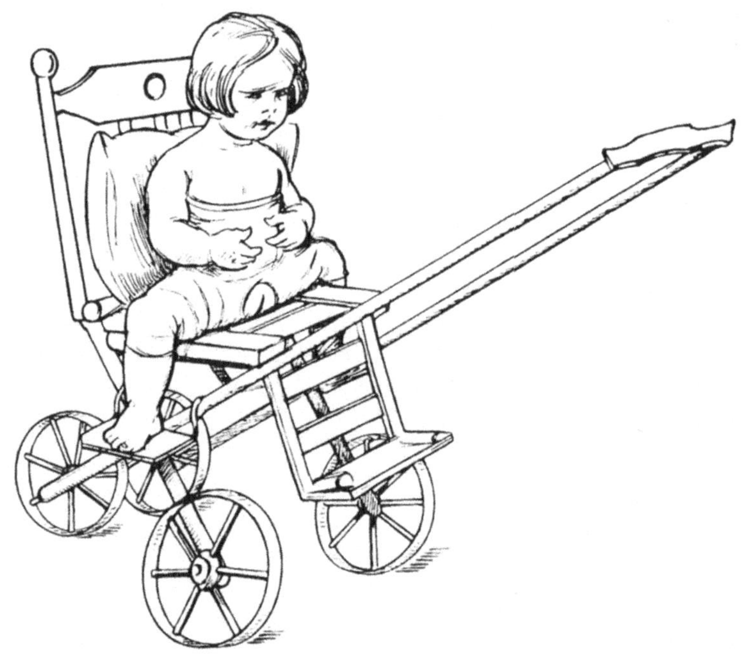

Abbildung 23. Eingerenkte doppelseitige angeborene Hüftgelenksverrenkung im Gipsverband auf dem Sportkinderwagen.

sitionsmethode heute das Verfahren der Osteotomie oder der Gabelung (Baeyer, Lorenz) vor, bei welch letzterem das distale Femurende in die Hüftpfanne eingestellt wird. Die durch diese Operationen sich ergebende Verkürzung wird durch die Abduktionsstellung des Beines, sowie durch Beckensenkung vermindert.

Die Nachbehandlung besteht darin, durch Gymnastik und Massage die Extremität wieder in Streckstellung zu bringen. Brüskes Vorgehen ist dabei verboten. Man soll vielmehr mit Geduld die fast immer, auch ohne spezielle Nachbehandlung erfolgende Parallelstellung der beiden Extremitäten abwarten.

Reluxationen kommen vereinzelt vor und sind sofortiger neuerlicher Reposition zu unterziehen. Endlich sei noch kurz darauf verwiesen, daß als Folge des durch die Reposition gesetzten Traumas nach Jahren sowohl Deformierungen des Femurkopfes beobachtet werden können, als daß es in manchen Fällen, wahrscheinlich infolge traumatischer Schädigung der Kopfhalsepiphyse auch zu Coxa vara kommen kann.

Nichtbehandelte, angeborene Hüftverrenkungen führen im späteren Alter zu schweren Deformitäten. Die Patienten sind durch das Hinken bei der einseitigen und durch das Watscheln bei der doppelseitigen Hüftluxation im Gehen stark behindert, ermüden rasch und klagen über Schmerzen. Es kommt besonders bei den doppelseitigen Fällen oft zu hochgradigen Adduktionskontrakturen mit starker Lordose und heftigen Schmerzen. Je mehr der Patient am Gehen behindert ist, umso stärker wird der Fettansatz.

Der angeborene Schiefhals.

Ein anderes typisches Krankheitsbild unter den angeborenen Deformitäten bietet das C a p u t o b s t i p u m c o n g e n i t u m, der angeborene Schiefhals. Die Stellung der Diagnose ist unschwer. Der Ä t i o l o g i e nach ist vom angeborenen Schiefhals, der als abnorme Keimanlage oder als intrauterine Belastungsdeformität aufzufassen ist, der i n t r a p a r t u m entstandene, meistens mit einem Haematome des Kopfnickers einhergehende zu trennen. In den meisten Fällen handelt es sich um Geburten in Steißlage.

D i f f e r e n t i a l d i a g n o s t i s c h ist das Caput obstipum bei älteren Kindern vor allem von der Schiefhaltung des Kopfes bei Halswirbelentzündungen und Halswirbelverletzungen sowie auch bei in den Weichteilen ablaufenden Prozessen auseinanderzuhalten, welche die Kinder zu einer zeitweiligen schiefen Schonungshaltung des Kopfes veranlassen. Beim Caput obstipum ist der Kopf nach der Schulter der erkrankten Seite geneigt, nach der gesunden verschoben und gedreht, das Kinn leicht gehoben. Gleichzeitig besteht fast immer beim angeborenen Schiefhalse eine Asymmetrie des ganzen Schädels, zumindest eine Gesichtsskoliose, die im späteren Alter besonders deutlich hervortreten kann. Die

gesundseitige Gesichtshälfte umgreift gewissermaßen die krank-
seitige.

Für den praktischen Arzt ist es von Wichtigkeit zu wissen,
daß eine Spontanheilung des Schiefhalses nie zu erwarten und
daß auch hier aus den schon bei anderen angeborenen Deformitäten angeführten Gründen ein frühzeitiges Einsetzen der Behandlung für den Erfolg maßgebend ist.

Die Anfangsbehandlung erfordert keinerlei fachärztliche
Fertigkeit und kann in einfacher Weise mit redressierenden Manipulationen eingeleitet werden. Diese sind in folgender Weise
auszuführen: Bei linksseitigem Schiefhals umfaßt der hinter dem
Patienten stehende Arzt mit seiner linken Hand das Kinn von unten, mit seiner rechten Hand den Kopf von oben und neigt den Kopf des Patienten nach der gesunden Seite und dreht ihn nach der kranken Seite (Abbildung 24). Wie bei der Klumpfußtherapie ist dieses Redressieren mehrmals täglich vorzunehmen. Zur Fixierung in leicht überkorrigierter Stellung ist entweder ein Watteverband nach Schanz anzulegen oder ein Gipsbett anzufertigen, welches den Kopf gesundseitig geneigt und krankseitig gedreht festhält.

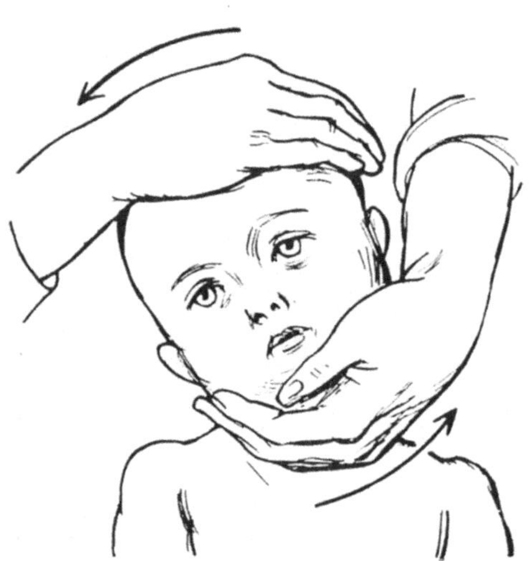

Abbildung 24. Redressierende Handgriffe
bei der Schiefhalsbehandlung.

Schwere Fälle von Caput obstipum erfordern die Operation.
Die meisten Methoden bestehen in der subkutanen oder offenen
Durchtrennung des Musculus sternocleidomastoideus, sei es in
seinem sehnigen, sei es im mukulären Anteil. Bayer empfiehlt
„Z"-förmige Verlängerung. Föderl trennt die klavikulare Portion
vom Schlüsselbeine, durchschneidet die sternale Portion an der
Teilungsstelle und vernäht das distale Ende des klavikularen mit
dem proximalen des sternalen Anteiles. Doch kommen diese blu-

tigen Methoden hauptsächlich nur dann in Betracht, wenn entweder keine unblutige Frühbehandlung vorgenommen wurde oder wenn die Frühbehandlung erfolglos geblieben ist.

Gewaltanwendung bei der Stellungsverbesserung ist wegen der damit verbundenen Gefahren abzulehnen.

Unter den verschiedenen Arten der Durchschneidung des verkürzten Sternocleidomastoideus hat sich die nach der Methode von Tillaux und Lange am o b e r e n Ende des Kopfnickers am besten bewährt. Es folgt durch 2—3 Wochen Fixierung im Gipsverbande in überkorrigierter Stellung. Bei schweren Fällen empfiehlt es sich, nach dem Gipsverbande noch eine H o r s l e y - K r a w a t t e durch kurze Zeit tragen zu lassen, um den bleibenden Erfolg zu sichern.

In seltenen Fällen sehen wir einen angeborenen o s s ä r e n Schiefhals, welcher durch Anomalien der Halswirbelsäule wie Synostosen zwischen Atlas und Epistropheus oder zwischen anderen Halswirbeln oder durch Anomalien ihrer Verbindung mit der Schädelbasis — teilweise oder gänzliche Verschmelzung des Atlas mit dem Os occipitale — bedingt ist.

Der e r w o r b e n e Schiefhals kann auf rheumatischer, traumatischer, nervöser, dermatogener (als Folge von Hautzerstörungen, wie Verbrennungen, Geschwüre) und desmogener (das ist durch Zerstörung des Halszellgewebes und der Halsfaszien bei tiefliegenden Halsphlegmonen) Grundlage entstehen. Die richtige Diagnose ist unschwer zu stellen. Differentialdiagnostisch kommt außerdem noch die Cervicalspondylitis in Frage. Selbstverständlich hat sich die Behandlung dieser verschiedenen Arten von Caput obstipum vor allem gegen das Grundleiden zu richten.

Zu den seltener beobachteten angeborenen Deformitäten zählt der a n g e b o r e n e S c h u l t e r b l a t t h o c h s t a n d (die Sprengelsche Deformität); er tritt meistens einseitig auf. Klinisch beobachtet man abnormen Hochstand der einen Scapula, welche in ihrer Form meistens kleiner und breiter angelegt ist; ihr oberer Rand ist oft von vorne oberhalb der Clavicula zu tasten. Dabei besteht eine Einschränkung der Innenrotation und der Elevation des Oberarmes. Fast in allen Fällen findet sich gleichzeitig eine skoliotische Ausbiegung der Wirbelsäule. Öfters sehen wir auch die Kombination des Schulterblatthochstandes mit Halsrippe. Ätiologisch handelt es sich hier vielfach um eine Teilerscheinung einer allgemeinen Entwicklungsstörung, wofür das gleichzeitige Auftreten noch anderer Mißbildungen (Skoliose, Rippendefekte etc.) spricht. Die Behandlung leichter Fälle von Schulterblatthochstand ist der Skoliosenbehandlung ähnlich und besteht in Gymnastik, Massage, Gipsbett in korrigierter Stellung oder Apparatbehandlung (elastischem Zuge, der die hochstehende Schulter gegen das Becken herabzieht). Gelegentlich müssen gleichzeitig bestehende Halsrippen, wenn sie auf den Plexus oder auf Gefäße drücken und dadurch Beschwerden machen, reseziert oder exstirpiert werden.

Andere angeborene Deformitäten.

Hierher gehören die k o n g e n i t a l e n D e f e k t e d e r E xt r e m i t ä t e n. Von diesen ist die angeborene Defektbildung des Oberarmes selten. Häufiger ist der angeborene Ulnadefekt und der kongenitale Radiusdefekt wird noch öfter beobachtet. Anschließend sei erwähnt, daß sich beim Radiusdefekt die Hand in Klumphandstellung stellt. Seltener findet sich die eigentliche angeborene Klumphand, meistens in ihrer ulnaren Form als Manus radioabducta.

Kurz sei an dieser Stelle auf die M a d e l u n g s c h e D ef o r m i t ä t verwiesen, bei welcher die Hand und der Radius von der Ulna volarwärts abrutschen. Diese Deformität wird meistens beim weiblichen Geschlecht beobachtet. Sie ist durch das Vorspringen der Ulna charakterisiert. Therapeutisch kommen Massage, gymnastische Übungen, Bandagenbehandlung, nötigenfalls Osteotomie des Radius in Betracht.

An der u n t e r e n E x t r e m i t ä t finden sich der angeborene Femur- und der Tibiadefekt in annähernd gleicher Häufigkeit. Der kongenitale Fibuladefekt ist häufiger zu konstatieren. Der Verdacht auf Fibula- oder auf Tibiadefekt wird schon durch Plattfuß- oder Klumpfußstellung des Fußes erweckt.

Erworbene Deformitäten.

Die meistens durch Rachitis bedingten Deformitäten.
Die Skoliose.

Zu den rachitischen Knochen- und Gelenksdeformitäten gehört vor allem die seitliche Rückgratverkrümmung, die S k o l io s e. Nach den neuesten Statistiken sind nicht weniger als 78.8 Prozent aller Skoliosen rachitisch. Zu dieser Gruppe gehören die rachitischen Kleinkinderskoliosen und die habituelle Skoliose, bei welch letzterer die ersten pathologisch-anatomischen Veränderungen in der Wirbelkörperbogenepiphysenfuge beobachtet werden (Lorenz).

Auf das verhältnismäßig seltene Vorkommen von **angeborenen Skoliosen**, durch numerische Variation in asymmetrischem Sinne oder durch primär keilförmige Verbildung eines Wirbels bedingt, sei hier bloß hingewiesen. Wir unterscheiden außerdem noch die **statischen Skoliosen**, welche durch Beckensenkung bei ungleicher Länge der unteren Extremitäten vorkommen, sowie die **zikatriziellen**, die **empyematischen**, die **neuromuskulären**, die **traumatischen** und die ausschließlich **durch Schmerzstellung entstandenen** Skoliosen. Hochgradige Skoliosen mit großer Buckelbildung sind oft nur schwer von Spondylitiden zu unterscheiden, welche mit einem großen Gibbus ausgeheilt sind.

Zum Verständnisse des Krankheitsbildes der **Skoliose** ist die Tatsache von Wichtigkeit, daß es sich hier nicht bloß um eine seitliche Ausbiegung (Inflexion) der ganzen Wirbelsäule oder einzelner Teile der Wirbelsäule handelt, sondern, daß es gleichzeitig auch zu einer Drehung (Torsion) dieser Teile um ihre Längsachse kommt. Der Wirbel auf der Höhe der seitlichen Ausbiegung zeigt eine keilförmige Gestalt und wird „Keilwirbel" genannt. Als „Schrägwirbel" wird jener Wirbel bezeichnet, welcher den Krümmungsübergang bildet (Abbildung 25). In gleicher

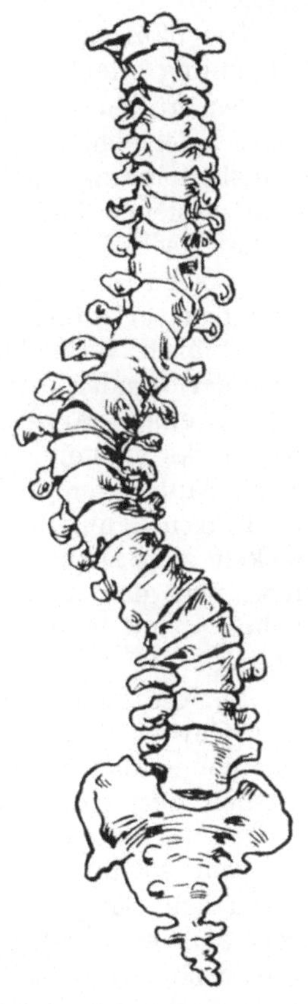

Abbildung 25. Skelett einer skoliotischen Wirbelsäule.

Weise wie die Wirbel werden die mit den Wirbeln verbundenen Rippen mitgedreht und es kommt dadurch zu einer stärkeren Vorwölbung der Rippen, zu dem sogenannten Rippenbuckel, der bei schweren Skoliosen mit entsprechend hochgradiger Verunstaltung einhergeht. In weiterer Folge führen naturgemäß derartige Verbildungen des Brustkorbes zur Verlagerung der inneren Brustorgane mit den dadurch bedingten Zirkulations- und Respirationsstörungen, sowie auch zu einer Formveränderung des Beckens.

Die häufigste Form der rachitischen seitlichen Rückgratverkrümmung bildet die linkskonvexe T o t a l s k o l i o s e, die in den meisten Fällen im späteren Verlaufe in eine sogenannte umgekehrt S-förmige Skoliose übergeht, und zwar dadurch, daß die Linkskrümmung im Lenden- und unteren Brustteile der Wirbelsäule bestehen bleibt und im oberen Brustteil eine kompensatorische Rechtskrümmung zur Ausbildung kommt. Das starke Überwiegen der Linksskoliosen (70,3 Prozent aller seitlichen Rückgratsverkrümmungen) habe ich schon vor Jahren dadurch zu erklären versucht, daß durch das ständige L i e g e n d t r a g e n der Kinder auf dem linken Arme der Mutter oder Warteperson eine stärkere Ausbiegungsmöglichkeit der Wirbelsäule nach links entsteht, welche bei den muskelschwachen, oft rachitischen Säuglingen schließlich zu einer bleibenden Linkstotalskoliose führen kann. Beim S i t z e n d t r a g e n im späteren Alter entwickelt sich leicht eine kompensatorische rechtsseitige Brustskoliose, weil das Kind, am linken Arme der Trägerin sitzend, gewöhnlich mit seinem rechten Arme den Hals der Trägerin umschlingt.

In Kenntnis dieser Tatsachen soll der praktische Arzt mit aller Gewissenhaftigkeit und Strenge bei den Müttern oder Pflegepersonen dahin wirken, die Kleinen so wenig als nur irgend möglich herumzutragen, und er soll dabei vorsorgen, daß zum Tragen a b w e c h s e l n d der linke und rechte Arm benützt wird.

Sehr schädlich wirkt auch das frühe Aufsetzen des rückenschwachen Säuglings. Es kommt auf diese Art fast immer zu einer starken Kyphose der ganzen Wirbelsäule, welche wiederum eine kompensatorische Lordosierung des dem Scheitel der Kyphose — kyphotischer Knick genannt — benachbarten oberen sowie unteren Gebietes der Wirbelsäule zur Folge hat. Wenn nun die Belastung einer so eingestellten Wirbelsäule, hauptsächlich durch den Kopf des Kindes, nicht rein median, id est gleichmäßig erfolgt, so muß es zur seitlichen Ausbiegung der Wirbelsäule, zur Skoliose kommen. Auch auf diese üblen Folgen muß die Umgebung des Kindes aufmerksam gemacht werden. Man muß dafür Sorge tragen, daß die Säuglinge so lange als nur irgend möglich auf flacher, nicht zu weicher Unterlage auf dem Rücken liegen. Kann das Kind einmal seinen Kopf heben und erhoben halten, dann soll die Rückenlage häufig mit Bauchlage gewechselt werden. Gleichzeitig sollen die Rückenmuskeln durch leichte Streich- und Knetmassage gestärkt werden.

Die ersten Anzeichen einer Skoliose sind „die hohe Schulter" (stärkeres Vortreten und Sagittalstellung der Scapula) sowie die Abweichung der Dornfortsatzlinie von der Mittellinie (Totalskoliose). Später kommt es zur Verschiebung des Rumpfes gegenüber dem Becken, zur „hohen Hüfte", durch welche die Mütter auf die Haltungsanomalie erst aufmerksam gemacht werden. Gerade die Erkennung dieser Frühsymptome ist aber von eminenter Wichtigkeit, da nur eine b e g i n n e n d e Skoliose mit Erfolg behandelt werden kann. Eine Vernachlässigung rächt sich dadurch, daß es zu schweren irreponibeln Verunstaltungen des Rumpfes und infolgedessen später zu einer stark verminderten Erwerbsfähigkeit kommen kann. Diese ist hauptsächlich durch die arthritischen Veränderungen und knöchernen Verwachsungen einzelner Wirbel untereinander, sowie durch die Verlagerung der inneren Organe bedingt.

Wird dem praktischen Arzte eine Skoliose zur Untersuchung und Behandlung gebracht, so hat er auf folgende Punkte sein besonderes Augenmerk zu richten:

Die U n t e r s u c h u n g soll am besten am vollkommen ausgekleideten stehenden Patienten erfolgen, der mit symmetrisch nebeneinander gestellten unteren Extremitäten eine möglichst ungezwungene, natürliche Haltung einzunehmen hat. Der Rücken muß jedenfalls bis zu den Trochanteren entblößt sein und die Lichtquelle soll gleichmäßig die beiden Rückenhälften beleuchten. Sowohl von hinten, von der Seite als auch von vorne ist der aufrechtstehende Patient genau zu untersuchen; sodann in vornübergeneigter Stellung des Rumpfes. Zuerst ist der Verlauf der Schulternackenlinie auf beiden Seiten miteinander zu vergleichen; dann der Stand der Schulterblätter, ob die beiden Schulterblattspitzen in gleicher Höhe stehen, ob sie gleich weit von der Dornfortsatzreihe der Wirbel entfernt sind und ob die Spinae scapulae beiderseits dieselbe Verlaufsrichtung zeigen. Weiters ist die Konfiguration des Thorax und die Beckenkontur, sowie ihre Einstellung zum herunterhängenden Arme (Taillendreieck) auf beiden Seiten in Vergleich zu ziehen (Abbildung 26). Es ist darauf zu achten, ob die Crena ani genau vertikal verläuft und ob sie in die von der Vertebra prominens gedachte Lotlinie fällt (bei konstatierter Schiefstellung der Crena ani sind Länge und Stellung der beiden unteren Extremitäten genau zu untersuchen!). Ungleicher Verlauf der hinteren Achselfalten auf beiden Körperseiten darf ebenfalls nicht übersehen werden. Bei der Untersuchung von vorne ist auf den Verlauf der Schulternackenlinie, auf das Taillendreieck, auf die Lage der Mamillen (ungleich hoher Stand auf beiden Seiten) und auf die Richtung der Linea fusca (Abweichen vom vertikalen Verlaufe) zu achten. In seitlicher Ansicht sind bei schwereren Formen von Skoliose die diese begleitenden Thoraxasymmetrien besonders auffällig. Hernach ist bei nach vorne gebeugtem Rücken und schlaff herunterhängenden Armen zu untersuchen, ob die Rippen, welche den einzelnen Wirbelsäulenabschnitten entsprechen, auf beiden Seiten den gleichen Krümmungsgrad aufweisen. Entsprechend der Konvexität der Skoliose findet sich ja für gewöhnlich eine stärkere Prominenz der Rippen, der sogenannte R i p p e n - b u c k e l, oder in jenem Anteil des Rückens, wo es keine Rippen mehr gibt, der hervorstehende L e n d e n - w u l s t. Weiters ist die Motilität der einzelnen Wirbelsäulenabschnitte zu prüfen, einmal, indem man den Patienten auffordert, den Rücken maximal zu strecken, dann indem man Seitwärtsneigungen des Rumpfes ausführen läßt und sich dabei überzeugt, ob diese nach links und rechts in gleichem Ausmaße möglich sind. Dem praktischen Arzt fällt aber auch die

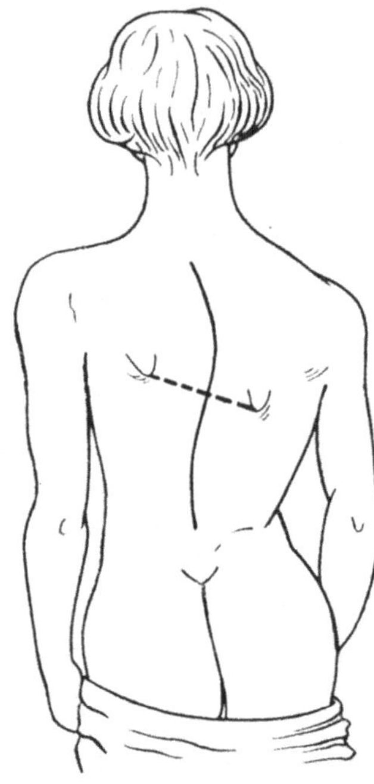

Abbildung 26. Rückenbild einer rechtsdorsalen und linkslumbalen Skoliose.

Aufgabe zu zu entscheiden, ob es sich im gegebenen Falle bloß um eine skoliotische H a l t u n g oder bereits um eine ausgebildete S k o l i o s e handelt. Ist doch gerade die Feststellung dieser Tatsache nicht bloß von prognostischer Bedeutung, sondern auch für die Berufswahl von allergrößter Wichtigkeit. Bei der S c h i e f h a l t u n g besteht die Fähigkeit, die Fehlhaltung der Wirbelsäule, an der gewöhnlich noch keine grobe Formveränderung zu konstatieren ist, — vor allem fehlt der Rippenbuckel.

— aktiv zu korrigieren und diese Korrekturstellung durch längere Zeit beizubehalten.

Der Vollständigkeit wegen sei darauf hingewiesen, daß sich eine Skoliose nur selten auch ohne vorausgegangene skoliotische Haltung aus einer anscheinend geraden Wirbelsäule entwickeln kann.

Die Skoliosetherapie verfolgt im allgemeinen folgenden Zweck: Stärkung der Muskulatur des Rückens, Mobilerhaltung der noch nicht fixierten Anteile der Wirbelsäule und Mobilisierung der bereits fixierten Anteile.

Die Behandlung der rachitischen Kleinkinderskoliose soll wegen ihrer Neigung zur raschen Verschlimmerung so frühzeitig als möglich einsetzen; die allgemeine Behandlung der Rachitis erfordert neben individueller, dem Alter und Verdauungsvermögen des Kindes genau angepaßter, namentlich die Überfütterung meidender Ernährung, neben Lebertran (Phosphorlebertran) und Vigantol (2×3—5 Tropfen täglich), bestrahlter Milch bei Säuglingen noch reichliche Zufuhr von Licht und Luft. Allgemein bekannt ist ja die günstige Wirkung der Sonnenstrahlen (Quarzlampe). Dabei ist zu bemerken, daß durch die Behandlung der Rachitis in frühester Kindheit auch die Anfälligkeit für andere Krankheiten im weiteren Verlaufe des Lebens herabgesetzt wird.

Weiters sind Bauchlage und Kriechen auf allen Vieren zu empfehlen. Die Lagerung im Gipsbette als lokale Behandlung zur Erhaltung in korrigierter Stellung hat sich nicht nur im Säuglingsalter als erfolgreich erwiesen, besonders wenn diese Behandlung, natürlich bei gleichzeitiger Massagebehandlung der Rückenmuskeln, möglichst lange Zeit durchgeführt wird. Bei Anfertigung eines solchen Gipsbettes muß während des Anlegens der Gipsbinden die entsprechende Überkorrekturstellung bis zur Erhärtung des Gipses genau eingehalten werden. Gipsmieder sind möglichst zu vermeiden, ebenso alle Apparate, welche die Exkursionsfähigkeit der Atmung herabsetzen und die Inaktivierung der Muskulatur herbeiführen.

Haben wir nun die rachitischen Kleinkinderskoliosen mit ihren scharfen seitlichen Verkrümmungen besprochen, so müssen wir jetzt auf jene Skoliosen (die habituellen) hinweisen, welche meistens erst im ersten oder zweiten Schuljahr in Erscheinung treten. Nach den Forschungen des Anatomen Karl Langer wächst die kindliche Wirbelsäule zwischen dem dritten und sechsten

Lebensjahre bloß um 1—1½ Zentimeter. Der große Wachstumsschub der Wirbelsäule setzt erst im Alter von sechs Jahren ein, also zur selben Zeit, wo die Kinder die Schule zu besuchen anfangen; daher die Bezeichnung der Skoliose als „Schulkrankheit", und in diesem Sinne als „professionelle" Erkrankung.

Zur Vermeidung der verschiedenen hier in Betracht kommenden Schädlichkeiten sollen besonders folgende Maßregeln berücksichtigt werden:

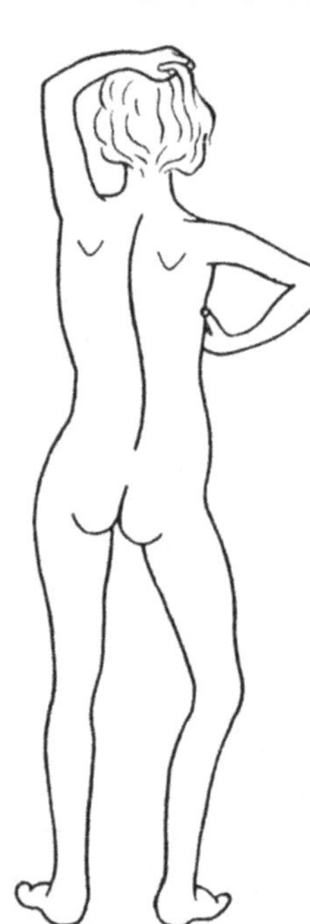

Abbildung 27. Korrigierende Übung bei rechtsdorsaler und linksumbaler Skoliose.

1. Der Schulpack soll nicht zu schwer sein, soll wenn möglich tornisterartig am Rücken oder abwechselnd in den beiden Händen getragen werden.

2. In der Unterrichtszeit sollen möglichst viele Turn- und Spielpausen, wenn auch nur kurzwährende, eingeschaltet werden. Selbstverständlich sind auch während der Arbeiten zuhause Ruhe-, Turn- und Spielpausen notwendig.

3. Ein schräges Schulpult und eine nach hinten abfallende Bank seien der Körpergröße des Kindes angepaßt, eine hohe, nach hinten geneigte Rückenlehne stütze den durch das lange Sitzen leicht ermüdbaren Oberkörper.

4. Bei Mittellage des Heftes soll in Steilschrift geschrieben werden.

5. Zur Aufhebung von Akkomodationsfehlern des Auges sind Korrektionsgläser zu verwenden.

Therapeutisch kommen für den praktischen Arzt bei der Skoliosebehandlung zur Kräftigung der geschwächten Muskulatur Rückenmassage, aktive redressierende Übungen im Liegen und Stehen, sowie Kriechübungen und passive Gymnastik in Betracht. Leichte Versteifungen sollen durch Gymnastik mobilisiert und die Deformität womöglich etwas überkorrigiert werden. Durch symmetrische Übungen wird die Wirbelsäule gestreckt und werden gleichzeitig die Muskeln gestärkt. Am zweckmäßigsten erweisen sich hiezu die Aufbäumübungen des freischwebenden Oberkörpers bei Fixierung des Kindes auf einer Massagebank in

Bauchlage. Im Stehen sind alle Rumpfübungen, Vor- und Rückwärtsbeugen, Seitwärtsneigen und das Rumpfkreisen zu empfehlen. (Die Ausführung der korrigierenden Übungen zur Erzielung eines Selbstredressements im Stehen ist aus Abbildung 27 zu ersehen, welche die Umkrümmung der auf Abbildung 26 dargestellten Skoliose veranschaulicht). — Die ebenso wichtigen K r i e c h ü b u n g e n wurden von Klapp in die Skoliosenbehandlung eingeführt und haben sich besonders bei der Behandlung der Totalskoliosen bewährt. Hauptsache ist, daß alle gymnastischen Maßnahmen exakt ausgeführt und durch viele Wochen, ja Monate fortgesetzt werden.

Der Rundrücken.

Nach der Skoliose ist der Rundrücken die am häufigsten vorkommende Deformität der Wirbelsäule. Wir erwähnen sie an dieser Stelle, weil von den verschiedenen Ätiologien — wir unterscheiden den a n g e b o r e n e n, den r a c h i t i s c h e n, den s c h l a f f e n, den p r o f e s s i o n e l l e n und den G r e i s e n - r u n d r ü c k e n — der rachitische und der schlaffe Rundrücken weitaus am häufigsten vorkommen. Sehr viele Kleinkinder weisen rachitischen Rundrücken auf und es ist Sache des praktischen Arztes, die Pflegepersonen auf die schädlichen Folgen des frühen Sitzens der Kleinen, als dem maßgebendsten pathogenetischen Momente für das Entstehen dieser Deformität, aufmerksam zu machen. Es kommt sehr leicht zum sogenannten kyphotischen Knick am Krümmungsscheitel der Sitzkyphose und zur Ausbildung eines Rundrückens. Der s c h l a f f e R u n d r ü c k e n, dessen Krümmungsscheitel mehr kephalwärts liegt als der beim rachitischen, ist unter der Schuljugend sehr verbreitet und ist besonders schädlich wegen der ungenügenden Ventilierung der Lungen. Kurzsichtigkeit und schlechte Subsellien führen oft auch zum Rundrücken. Durch G y m n a s t i k, durch aktive und passive Übungen sowie durch M a s s a g e der Rückenmuskulatur, nötigenfalls durch ein stärker rekliniertes Gipsbett soll gegen die Schäden des Rundrückens angekämpft werden.

Auch sei noch der „F l a c h r ü c k e n" erwähnt, der durch eine gering entwickelte Lendenlordose und Brustkyphose gekennzeichnet ist und manchmal hereditär beobachtet wird.

Hühnerbrust und Trichterbrust.

Von anderen Thoraxdeformitäten seien noch die Hühnerbrust und die Trichterbrust angeführt.

Die Hühnerbrust (Pectus carinatum) ist durch das kielförmige Vorragen des Sternums und des knorpeligen Anteiles der Rippen gekennzeichnet. Dabei ist der Querdurchmesser des Thorax stark vermindert. Ätiologisch spielt die Rachitis die Hauptrolle. Außer der Allgemeintherapie der Rachitis wird die Hühnerbrust am besten mechanisch mit einer federnden Druckpelotte behandelt. Ein operativer Eingriff zur Beseitigung der Hühnerbrust dürfte wohl kaum in Frage kommen, da ja von dieser Deformität erfahrungsgemäß nur wenig Beschwerden ausgehen und sich die inneren Organe im Laufe der Zeit den veränderten räumlichen Verhältnissen anpassen.

Bei der Trichterbrust (Pectus infundibuliforme) zeigen das untere Sternum und der knorpelige Anteil der Rippen eine trichterförmige Einziehung, welche gewöhnlich symmetrisch ist. Gleichzeitig erscheint der Querdurchmesser des Brustkorbes stärker ausgebildet. Die angeborene Trichterbrust ist eine konstitutionelle Anomalie und wird öfters hereditär beobachtet. Die erworbene entwickelt sich professionell bei Schustern (Schusterbrust) und Töpfern. Therapeutisch werden durch Reklination (Lagerung auf einer festgestopften Querrolle) sowie durch Atmungsgymnastik gute Erfolge erzielt.

Rachitis der Extremitäten.

Neben der Skoliose und dem Rundrücken sind es vor allem die rachitischen Veränderungen der Extremitäten, welche den praktischen Arzt interessieren. Besonders die untere Extremität, als Träger des Körpers und als Fortbewegungsorgan gleich wichtig, erleidet durch die Rachitis stärkere Schädigungen. Die Rachitis führt entweder zur Erkrankung des ganzen Knochens oder sie ist hauptsächlich nur an den Wachstumszonen, an den Epiphysen lokalisiert. Hierher gehören die rachitischen Veränderungen an den proximalen und distalen Gelenksenden.

Am proximalen Femurteil finden wir die Coxa vara, gekennzeichnet durch die Verkleinerung des Schenkelhalsschaftwinkels, sowie die seltenere Coxa valga charakterisiert, durch Vergrößerung des Schenkelhalsschaftwinkels (Abbildung 28 a—c). Viel häufiger sind die rachitischen Deformitäten am distalen

Femurteil, meistens gleichzeitig auch den proximalen Tibiaanteil betreffend, das Genu valgum (X-Bein), und das Genu varum (O-Bein); am häufigsten aber ist der rachitische Plattfuß.

Es ist selbstverständlich, daß die einzelnen hier angeführten Deformitäten meistens miteinander kombiniert vorkommen, daß jedoch gewöhnlich eine Gelenksregion besonders auffällig von der Rachitis befallen erscheint. Da die ganze untere Extremität für sich eine statische Einheit darstellt, sind schon die kleinsten Abweichungen der Form zu berücksichtigen und man darf nicht den großen Fehler begehen, die Eltern zu beruhigen und ihnen

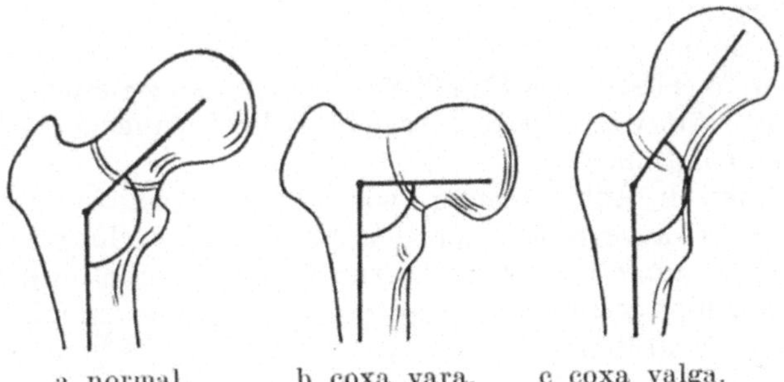

Abbildung 28. Schenkelhalsschaftwinkel.

etwa zu versprechen, daß sich diese Deformitäten von selbst „auswachsen" werden. Wissen wir doch, daß sich auf dem Boden rachitischer Deformitäten, speziell des Knie- und Hüftgelenkes oft im späteren Alter hochgradige deformierende Arthritiden entwickeln.

Kleine Kinder mit rachitischen Deformitäten der unteren Extremitäten sollen selbstverständlich so wenig als möglich ihre Beine belasten, doch kann es auch ohne Auswirkung des Körpergewichtes, schon durch den Muskelzug oder Druck der einen Extremität auf die andere im Liegen allein, zu Beinverkrümmungen kommen. So können die Adduktoren und Flexoren des Oberschenkels zur charakteristischen Verbiegung des Femurs lateralwärts und nach vorne führen. Durch das ständige Tragen kleiner Rachitiker auf ein und demselben Arme der Pflegeperson entsteht oft ein Genu valgum der einen und ein Genu varum der anderen Extremität. Gewöhnlich aber zeigen beide Beine eine symmetrische Verbildung. Doch darf nicht übersehen werden, daß verschieden hohe Grade der gleichen Verunstaltung auf beiden Körperseiten das statische Gleichgewicht des ganzen Körpers ebenfalls stark stören können.

Betreffend die Lokalisation der rachitischen Verkrümmungen am proximalen Femurende ist die Diagnose der zumeist doppelseitigen Coxa vara unschwer zu stellen. Wir finden bei der Coxa vara die Masse der Oberschenkel im Vergleiche zu den Unterschenkelmassen verkürzt. Bei der Untersuchung im Liegen und Stehen erkennt man leicht den höheren Stand und das stärkere Hervortreten der beiden großen Trochanteren. Es besteht deutlich eine vermehrte Lordose, das Trendelenburgsche Phänomen (Herabsinken der gesunden Beckenhälfte bei Stand auf dem kranken Beine) ist positiv. Infolge des Herabsinkens des Beckens beim Wechseln des Standbeines kommt es zu einem wackelnden Gang. Aktiv wie passiv besteht Behinderung der Abduktion und Innenrotation.

Ätiologisch unterscheiden wir die sehr seltene angeborene Form der Coxa vara. Die meisten Fälle sind rachitischer Natur. Doch auch traumatisch kann es zur Coxa vara-Stellung kommen, wie nach Epiphysenlösung oder als Folge einer intrakapsulären Schenkelhalsfraktur.

Differentialdiagnostisch ist die doppelseitige kongenitale Hüftluxation dadurch auszuschließen, daß bei der Coxa vara die Oberschenkelköpfe bei Rotationsbewegungen der Extremität in der Pfanne gefühlt werden und daß die Abduktionsbewegungen im Hüftgelenke in stärkerem Maße eingeschränkt erscheinen als bei der angeborenen Hüftverrenkung. Außerdem ist der watschelnde Gang bei der doppelseitig angeborenen Hüftverrenkung durch das abwechselnde gleichzeitige Höhertreten der luxierten Oberschenkelköpfe noch ausgesprochener als bei der Coxa vara. — Eine einseitige Coxa vara ist von einer einseitigen kongenitalen Hüftluxation durch dieselben Anzeichen leicht zu unterscheiden. — Von einer Coxitis ist die einseitige Coxa vara dadurch zu trennen, daß bei ihr Beugung und Streckung im Hüftgelenke vollkommen frei und schmerzlos sind und vornehmlich nur die Abduktion behindert erscheint.

An dieser Stelle sei noch auf ein anderes typisches orthopädisches Krankheitsbild der Hüfte hingewiesen, bei dessen Entstehung nach dem jetzigen Stande der Forschung ebenfalls die Rachitis

eine große Rolle spielt, die O s t e o c h o n d r i t i s d e f o r m a n s
c o x a e j u v e n i l i s (Perthes), das Malum coxae juvenile.
Diese nicht so seltene, meistens einseitige Epiphysenveränderung
besteht in einer Deformierung der Oberfläche, u. zw. in einer Ab-
plattung des Schenkelkopfes. Diese wird als Folge der Belastung
der krankhaft nachgiebigen Epiphyse aufgefaßt und stellt daher in diesem Sinne eine funktionelle Deformität dar. Sie
tritt gewöhnlich zwischen dem 5. und 10. Lebensjahr auf,
ist klinisch durch hinkenden Gang sowie durch Behinderung
der Abduktion und der Rotationsbewegungen in der Hüfte charakterisiert. Dabei kommt es nie zu einer Beugekontraktur
der Hüfte. Beugung und Streckung, ja selbst Überstreckung
sind im Hüftgelenke aktiv und passiv ohne Schmerzen
ausführbar. Das Leiden führt in den meisten Fällen zu einer
walzenförmigen Deformität des Caput femoris, welche nach dem
Wachstumsschluß fast immer stationär bleibt.

Die fast ausnahmslos doppelseitig zu beobachtende C o x a
v a l g a diagnostiziert man aus den verhältnismäßig höheren
Maßen der Oberschenkel- zur Unterschenkellänge, aus dem Tief-
stande der Spitzen der beiden großen Rollhügel und aus dem
unsicheren watschelnden Gange. Die Verifizierung all dieser
Veränderungen am Hüftgelenke soll zur Erhärtung der Diagnose durch ein Röntgenbild ergänzt werden.

Außer mit antirachitischen Maßnahmen wird die Coxa vara
im Anfange mit Ruhe und Entlastung in einem in Abduktion angelegten Gehgipsverbande mit Steigbügel behandelt. Bei schwereren Fällen kommt das unblutige Redressement oder die Vergrößerung des Schenkelhalsschaftwinkels durch Osteotomie oder
Keilresektion und Eingipsen in Abduktion in Frage, welche Behandlung wir auch für die nicht rachitischen Coxa-vara-Fälle
traumatischer oder statischer Ätiologie (die angeborene Coxa
vara ist äußerst selten) empfehlen.

Auch bei der Osteochondritis deformans juvenilis wird therapeutisch gegen eine allfällige Adduktionsstellung im Hüftgelenke ein korrigierender Verband in Abduktion anzulegen
sein, der zirka zwei Monate liegen bleibt. Es ist gut, anschließend noch durch $^3/_4$ Jahre einen entlastenden Schienenhülsenapparat tragen zu lassen. Gleichzeitig sind Massage und leichte
aktive und passive Bewegungen zu empfehlen.

Am K n i e gelenke finden wir am häufigsten das G e n u v a l-
g u m (X-Bein) als rachitische Deformität. Der Unterschenkel

bildet hiebei mit dem Oberschenkel bei gestreckter Extremität einen
nach außen offenen Winkel, der bei Beugung im Knie verschwindet. Das X-Bein wird ein- und doppelseitig beobachtet und beruht,
wie Mikulicz nachgewiesen hat, auf einer Krümmung des distalen
Anteils der Oberschenkeldiaphyse und auf dem daraus resultie-
renden, schiefen Aufsitzen der kondylären Epiphyse.

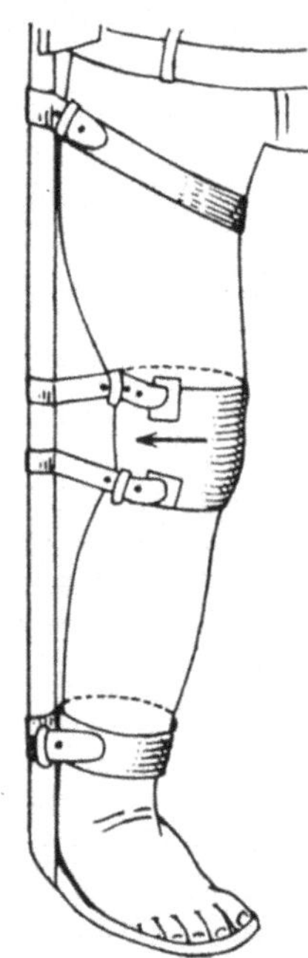

Abbildung 29.
Nachtschiene bei
Genu valgum.

Seltener, aber noch immer häufig genug
ist das G e n u v a r u m (O-Bein). Das Knie
erscheint dabei lateral ausgewichen. Das
O-Bein ist meistens doppelseitig. Leichte Ge-
nua vara zeigen manchmal auch ohne Behandlung eine Tendenz zum Besserwerden,
während ein Genu valgum ohne Therapie
meistens zur Verschlechterung neigt. Man soll
sich daher nicht zu viel auf die Spontanheilung verlassen und vor allem s o f o r t eine
Allgemeintherapie der Rachitis vornehmen.
Vitaminreiche Ernährung, Luft, Licht und
Sonne, vielleicht auch künstliche Höhensonne
(Quarzlampenbestrahlung), dazu Lebertran
(mit Phosphor) und bestrahltes Ergosterin in
Form des Vigantols sind die wichtigsten Be-
helfe der Allgemeinbehandlung der Rachitis.
Von Vigantol (Rp. Vigantol lag. orig.) gibt
man im allgemeinen 2mal 3—5 Tropfen täglich in warmer Milch, Suppe oder Kakao.
Neben der Allgemeinbehandlung soll gleich-
zeitig die orthopädische Therapie so früh wie
möglich einsetzen.

Die orthopädische Behandlung besteht in
der Korrektur der falschen statischen Verhält-
nisse. Die Deformitäten können in leichten
Fällen ohne Operation durch korrigierende
Schienen oder Verbände ausgeglichen werden.
Beim G e n u v a l g u m geringen Grades lassen wir die klei-
nen Patienten zur Korrektur Schuhe mit Einlagen und einer
Keilsohle und einem Keilabsatz (Basis des Keils medial) tragen.
Durch die Hebung des inneren Fußrandes werden gleichzeitig die
Knie nach außen gedrängt. Für die Nacht verwenden wir Außen-
schienen, gegen welche die X-Knie bei innenrotierter Stellung der
Extremität bandagiert werden (Abbildung 29). Diese Schienen

können vom praktischen Arzte sehr leicht improvisiert werden, nur ist darauf zu achten, daß die Schienen genügend lang (von Nabelhöhe bis zur Fußsohle) gewählt werden, am Becken und am äußeren Knöchel gepolstert sind, und daß die Extremität bei der Fixierung an die Schiene in starker Innenrotation stehen muß, da bei Außenrotation die redressierende Wirkung verloren geht. Bei schweren Fällen kommen wir mit dieser Behandlung nicht aus. Wir müssen dann nach Mikulicz in leicht korrigierter Stellung einen Gipsverband (vom Knöchel bis zur Leiste reichend) anlegen und in Etappen durch weitere Verbände die Korrekturstellung bis zu leichter Überkorrektur führen. Bei diesen Etappenverbänden ist wegen allfälliger Peroneuslähmung vorsichtig vorzugehen.

Beim Genu varum ist die Behandlung mutatis mutandis die gleiche wie beim Genu valgum. Leichtere Fälle bei kleinen Kindern werden mit Nachtschienen behandelt, allenfalls in Narkose redressiert und für drei Wochen eingegipst. Bei älteren Patienten empfiehlt sich die Osteoklase oder Osteotomie, die oft an Ober- und Unterschenkel vorgenommen werden muß; sie wird linear oder keilförmig ausgeführt und der ihr folgende Gipsverband bleibt gewöhnlich acht Wochen liegen. Dieser wird dann noch durch einige Zeit durch einen Schienenapparat abgelöst, der zur Sicherung der erzielten Stellungsverbesserung getragen werden muß.

Anschließend sei auf eine nicht so selten vorkommende Deformität des Kniegelenks, auf das Genu recurvatum hingewiesen, das durch eine nach vorne offene Winkelstellung zwischen Ober- und Unterschenkel charakterisiert wird. Es wird angeboren beobachtet, häufiger aber erworben, entweder auf rachitischer Basis oder als Folge von poliomyelitischen Lähmungen, aber auch posttraumatisch nach Querbrüchen am proximalen Tibiaende. Auch bei der Tabes wird das Genu recurvatum auf neurogener Basis gefunden.

Haben wir beim Genu valgum die Deformität durch das Tragen von Schuhen mit einer Keilsohle und einem Keilabsatz zu korrigieren gesucht, deren Basis nach medial gerichtet ist, so geben wir beim Genu recurvatum einen höheren Schuhabsatz, um im Knie Streckstellung oder sogar leichte Beugestellung zu erzwingen.

Schwerere Fälle all dieser rachitischen Deformitäten bleiben, wenn sie nicht durch allgemeine, durch Schienen- oder Gipsverbandbehandlung genügend gebessert werden können, dem operativen Verfahren vorbehalten, doch soll mit der Operation bis zur vollständigen Ausheilung der Allgemeinrachitis, gewöhnlich bis zum vierten Lebensjahr gewartet werden, also bis zu einem Zeit punkte, wo der Knochen die nötige Festigkeit wiedergewonnen hat. Von den verschiedenen Operationsmethoden hat sich beim genu valgum die lineare Osteotomie nach Mac Ewen am besten bewährt, welche oberhalb der Kondylen des Femurs ausgeführt wird. Nach der operativen Korrektur folgt eine 6—8 Wochen dauernde Fixation im Gipsverbande, dann im Schienenhülsenapparate, hierauf die Nachbehandlung, bestehend in Massage, Faradisation und Gymnastik.

Was noch die rachitischen Gelenksveränderungen an der oberen Extremität betrifft, so verstehen wir unter dem C u b i t u s v a l g u s die radiale Abduktionsdeformität des Vorderarmes und unter dem C u b i t u s v a r u s seine ulnare Abduktionsdeformität; beide sind meistens durch Rachitis oder Traumen bei intraartikularen Frakturen, selten bloß durch abnorme Schlaffheit der Gelenkskapsel und Gelenksbänder bedingt. Diese Deformitäten werden bei den geringen Beschwerden, die sie verursachen, fast niemals örtliche Behandlung erheischen. Ihre Entstehung kann, wie gesagt, vermieden werden, wenn bei der Versorgung von Ellbogenfrakturen die Möglichkeit solcher Folgezustände berücksichtigt wird.

Plattfuß.

In Anbetracht seines häufigen Vorkommens erfordert die Diagnose und Therapie des Plattfußes besondere Aufmerksamkeit. Für die Entstehung der meisten Fälle von Plattfuß bildet eine konstitutionelle Schwäche des Stützgewebes die pathogenetische Grundlage. Gleichzeitig mit dem Plattfuße finden wir oft Skoliose und Rundrücken bei den jüngeren Patienten, bei den älteren Varices, Akrozyanose, Schweißfuß etc. Wegen der Häufigkeit seiner rachitischen Ätiologie soll er an dieser Stelle besprochen werden.

Pathologisch-anatomisch handelt es sich beim Plattfuße um eine Pronationskontraktur des hinteren Fußabschnittes, um eine Abduktionsstellung des Calcaneus. Der vordere Anteil des Fußes steht dabei in leichter Supination. Das Caput tali ist nach einwärts und abwärts gesunken und drängt das Naviculare in Abduktion. Gleichzeitig wird auch der Calcaneus durch die veränderte Stellung des Talus in Pronations- und Abduktionsstellung gezwungen (Abbildung 30).

Vor allem sei darauf hingewiesen, daß wir unter P l a t t f u ß
nicht nur den in seiner Form platten Fuß verstehen, der keinerlei

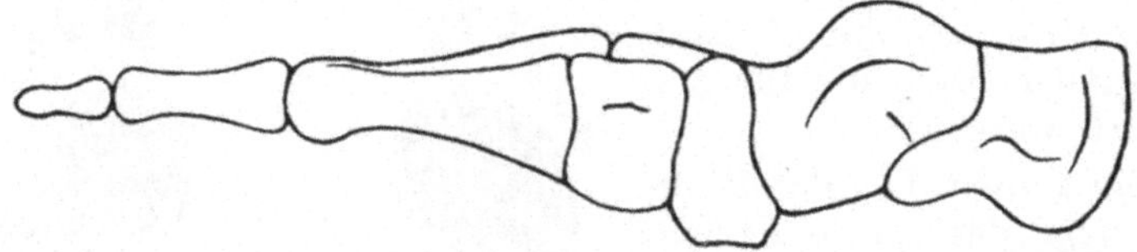

Abbildung 30. Plattfußskelett.

innere Fußwölbung mehr aufweist, sondern daß wir schon jene
pathologische Fußstellung als Plattfußstellung bezeichnen, bei
der es sich bloß um eine falsche Stellung der Fußachse zur Unter-
schenkelachse, um Pronations- und Abduktionsstellung bei er-
haltenem Längsfußbogen handelt. Wir sprechen dann von einem
Knickfuß (Abbildung 31 a und b und Abbildung 32), von einem
Pes valgus non planus,
der oft mehr Beschwerden macht
als der ausgesprochene Plattfuß,
der Pes planovalgus, bei
welchem bei Belastung auch der
Längsfußbogen bereits eingesunken ist (Abbildung 33). Knick-
und Plattfuß sind durch Hervortreten des Talus und Naviculare
nach innen charakterisiert. In u n-
b e l a s t e t e m Zustande zeigt der
Knickfuß gewöhnlich normale
Form. Die Schmerzen sind beim
Plattfuße bei Belastung meistens
am inneren Fußknöchel, am Fußrücken, in der Gegend des Talo-
navikulargelenks und an der Innenseite der Ferse lokalisiert.

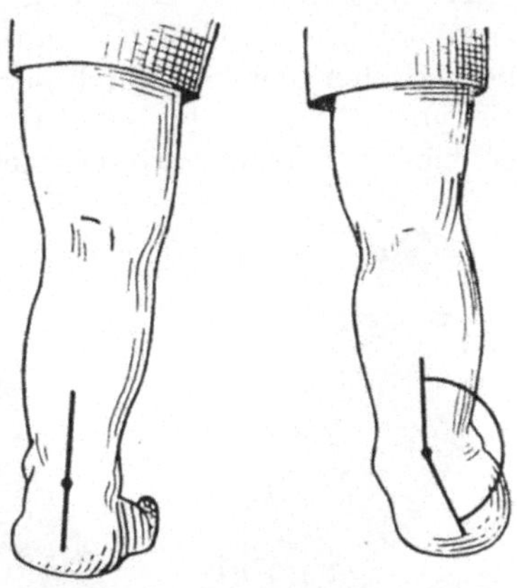

a normaler
rechter Fuß.

b rechter
Knickfuß.

Abbildung 31 a u. b.

Manchmal werden von den Patienten auch Knieschmerzen und
ischiasartige Beschwerden, ja selbst Kreuz- und Rückenschmer-
zen angegeben.

Am häufigsten finden wir den Plattfuß als Ü b e r -
l a s t u n g s d e f o r m i t ä t. Hierher gehört der rachitische
Kleinkinderplattfuß, der Plattfuß in der Adoleszenz und der stati-

sche Plattfuß der Erwachsenen. Die Tragkraft des Fußes ist herabgesetzt oder hat nachgelassen. Das Erzwingen des „Auswärts"-gehens, sowie schlechtes Schuhwerk kann oft zum auslösenden Momente für den Plattfuß werden.

Ein großer Teil der Plattfüße zeigt das quere Fußgewölbe, das normalerweise von den Metatarsalköpfchen gebildet wird, gegen die Sohle zu eingesunken (Pes transversoplanus). Die Fußform erscheint dadurch verbreitert, die fünf Metatarsalknochen stehen in Spreizstellung, weshalb wir die Deformität auch Spreizfuß nennen.

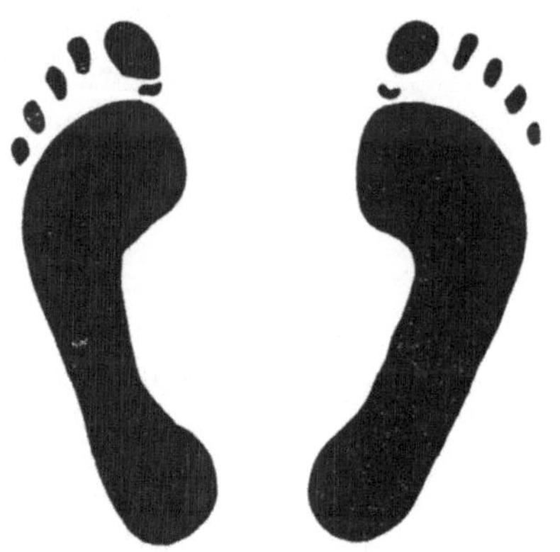

Abbildung 32. Trittspur bei Pes valgus non planus.

Hieher gehören auch jene Vorfußbeschwerden, wie sie von Morton als Neuritis des Nervus plantaris externus beschrieben wurden, weiters jene Metatarsalgie, welche oft durch eine deformierende Osteochondritis meistens des zweiten Mittelfußköpfchens bedingt ist (Köhler), und die sogenannte Fußgeschwulst, welche bei anstrengenden Militärmärschen beobachtet wurde und deren anatomische Grundlage eine Fraktur oder Infraktion im Schafte der Metatarsen darstellt.

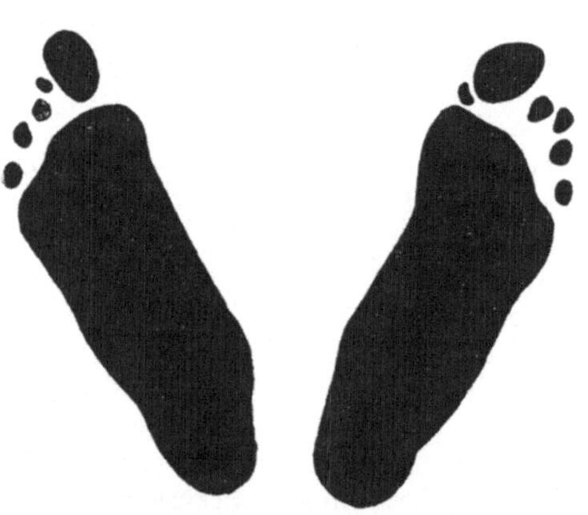

Abbildung 33. Trittspur bei Pes planovalgus.

Bei Malleolarfrakturen legt man den Verband in leichter Supinationsstellung des Fußes an, um die Entstehung eines traumatischen Plattfußes als häufige Folge dieser Fraktur hintanzuhalten.

Auf den p a r a l y t i s c h e n Plattfuß, seine Entstehung und Behandlung wollen wir bei der Besprechung der Lähmungsdeformitäten näher eingehen.

Der a n g e b o r e n e P l a t t f u ß, der äußerst selten ist und der dadurch charakterisiert ist, daß die Fußsohle konvex nach unten gebogen ist und daß die Haut des konkaven Fußrückens in Falten liegt, soll anfangs mit redressierenden Manipulationen behandelt werden; später, wenn das Kind zu stehen beginnt, ist er wie der erworbene Plattfuß zu behandeln. — Wohl zu unterscheiden ist vom angeborenen Plattfuß der „s c h e i n b a r e" P l a t t f u ß d e r N e u g e b o r e n e n, der in Wirklichkeit gar kein Plattfuß ist, sondern nur einen Plattfuß vortäuscht, indem das gut ausgebildete Längsfußgewölbe reichlich mit Fett ausgefüllt ist. Dieser scheinbare Plattfuß bedarf keiner Behandlung, er bildet sich von selbst zum normalen Fuße um, wenn die Kinder einmal zu stehen und zu gehen anfangen.

Die P r o g n o s e des Plattfußes ist je nach seiner Ätiologie verschieden und hängt hauptsächlich davon ab, wann der Patient zur Behandlung kommt. Ein unbehandelter oder nicht richtig behandelter Plattfuß führt meistens zu schweren Deformitäten, zu Subluxations- und Torsionsstellungen der einzelnen Fußknochen und die dauernde abnorme Belastung wird dann oft zur Pein.

Die T h e r a p i e d e s P l a t t f u ß e s beschränkt sich bei den leichten Formen ohne stärkere pathologische Veränderungen an den Knochen darauf, den Muskelapparat durch Massage und Übungen (aktive, passive und Widerstandsbewegungen) zu stärken. Zur Fixierung in korrigierter Stellung lassen wir nicht zu schwere, individuelle, über einem Tretmodell angefertigte Einlagen tragen.

Das T r e t m o d e l l wird auf folgende Weise hergestellt: Man rührt Gips mit lauem Wasser versetzt zu einem Gipsbrei und läßt den s i t z e n d e n Patienten mit den Fußsohlen in diesen Brei hineintreten, solange dieser noch plastisch und noch nicht erhärtet ist. Während der Erhärtung des Gipses ist der Fuß in der Korrekturstellung vom Arzt zu fixieren und es ist besonders darauf zu achten, daß die Ferse und das erste und fünfte Metatarsalköpfchen im Momente des Erstarrens des Gipses der Unterlage richtig, id est in leichter Adduktion aufliegen. Das Negativ wird mit Seifenlösung ausgeschmiert und dann mit Gipsbrei ausgegossen. Nach zirka $\frac{1}{4}$ Stunde kann das Negativ vom Positive abgeschlagen werden. Der Arzt schickt dann das so gewonnene Positivmodell an den Orthopäden oder Bandagisten des nächsten Ortes zur Anfertigung der Einlagen.

Bei bestehendem Spreiz- oder Querplattfuß, welcher zumeist durch zu starke Belastung entsteht, wenn z. B. die Schwerlinie des Körpers bei Schuhen mit hohen Absätzen zum großen Teile die Metatarsophalangealgelenke trifft, wird zur Aufrichtung des vorderen Fußbogens noch ein längliches Filzpolster an der Einlage angebracht. Bei schweren Fällen von Metatarsalgie empfiehlt es sich, zur Linderung der Schmerzen an der Schuhsohle, ein wenig hinter der Gegend der Mittelfußköpfchen, eine etwa vier Millimeter hohe Querleiste anbringen zu lassen.

Bei spastischen Plattfüßen — wir verstehen darunter den durch seine Schmerzhaftigkeit muskulär fixierten Plattfuß — hat die Therapie in Ruhigstellung und Hyperämiebehandlung durch warme Bäder zu bestehen. Sehr schöne Erfolge erzielt man durch die Detonisierung der spastischen Muskeln. In die Muskelbäuche der Peronei, Extensoren und des Tibialis anticus (der in den schweren Fällen von kontraktem Plattfuß die Rolle eines Pronators übernimmt) werden 5—10 Kubikzentimeter einer 0,5%igen Novokain- oder 0,2%igen Eukain-Lösung injiziert (Abbildung 34). Nach zwei Minuten schon stellt sich aktive Beweglichkeit im Sinne einer Dorsal- und Plantarflexion, in manchen Fällen auch im Sinne der Supination ein, und es ist bemerkenswert, daß diese Wirkung einer einmaligen Injektion oft von langer Dauer ist. Außerdem steht, wo dies nicht der Fall wäre, der Wiederholung dieses einfachen Ein-

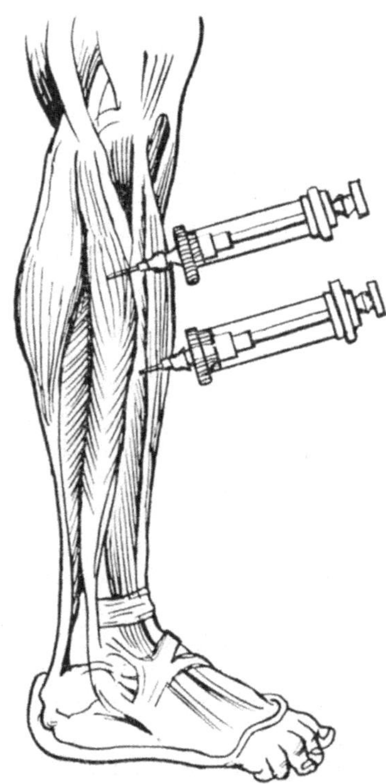

Abbildung 34. Detonisierung bei spastischem Plattfuß (Engelmann).

griffes nichts im Wege. Selbstverständlich sind gleich nach der Injektion passende Plattfußeinlagen zu verordnen. Beim o s s ä- r e n P l a t t f u ß kann natürlich diese Therapie nicht von Erfolg sein. Für den spastischen Plattfuß wurde auch die periostale Fixierung der beiden Peronei am Os naviculare empfohlen (Hass). Für diejenigen Formen des Plattfußes, bei denen es durch entzündliche Prozesse zu arthritischen Veränderungen, manchmal sogar zu Ankylosen der Fußwurzelgelenke kommt, ist das unblutige Redressement in Narkose vorgesehen. Wie beim Klumpfuße wird jede Komponente, Pronation, Abduktion etc. für sich redressiert und ein Gipsverband für 4—6 Wochen in leicht überkorrigierter Stellung angelegt. In ganz seltenen hochgradigen

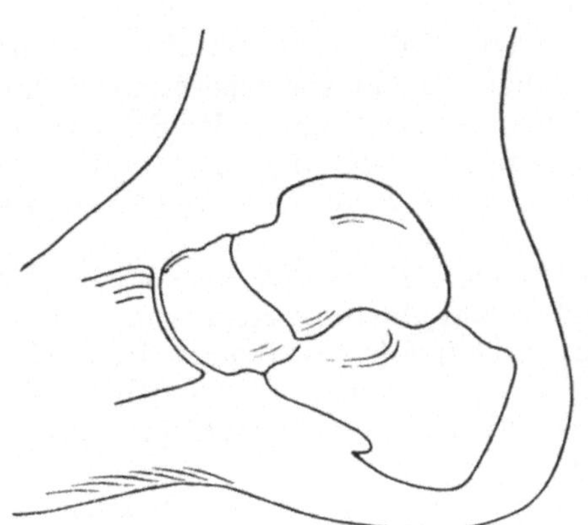

Abbildung 35. Kalkaneussporn.

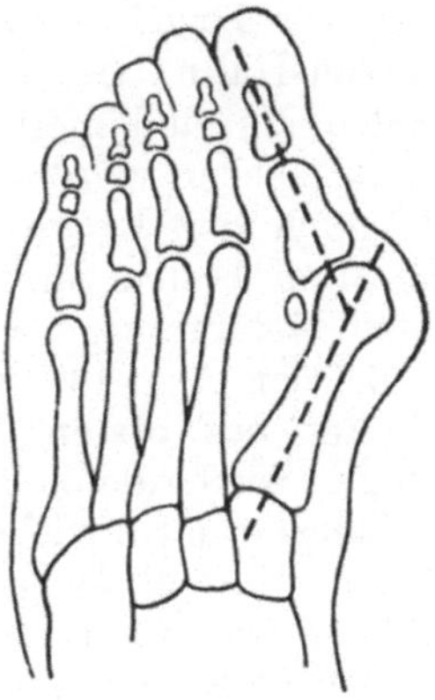

Abbildung 36. Hallux valgus.

und vernachlässigten Fällen kommt eine blutige, plastische Operation in Frage. Hier ist die Keilresektion aus der Gegend des Talonavikulargelenkes nach Ogston oder die schiefe Durchmeißelung des Calcaneus nach Gleich mit Achillotenotomie und Verschiebung des Kalkaneusfragmentes nach unten und vorne empfehlenswert.

Sehr oft findet sich auch schon bei leichtem Plattfuß F e r- s e n s c h m e r z bei Belastung. Eine Röntgenaufnahme zeigt dann meistens eine kleine Exostose am Calcaneus, entsprechend dem Ansatze der Fascia plantaris, den sogenannten K a l k a n e u s- s p o r n (Abbildung 35). Durch eine Aussparung an dem Fersenteil der Plattfußeinlage soll diese schmerzhafte Stelle hohlgelegt werden.

Gleich hier sei das so häufige Krankheitsbild des Hallux valgus, die Abduktionsdeformität der Großzehe (Abbildung 36) erwähnt, das fast immer mit Plattfuß vergesellschaftet vorkommt. Es wird sehr selten angeboren beobachtet. Als Ursache werden fälschlich zu spitzes und zu enges Schuhwerk und zu hohe Schuhabsätze angegeben. Dieses unzweckmäßige Schuhwerk hat höchstens die Bedeutung eines auslösenden Momentes, da sich der Hallux valgus auch bei Leuten entwickelt, die bloßfüßig gehen, oder bei Ordensgeistlichen, die nur Sandalen tragen. Leichte Fälle sind mit entsprechenden Schuheinlagen, vielleicht auch mit einer Nachtsandale mit korrigierendem Zug zu behandeln, etwa bestehende Schleimbeutel sind durch entlastende Filzringe vor Druck zu schützen.

Ein Hallux valgus mit stärkerer Deformität soll aber operiert werden. Es sind hiefür eine ganze Anzahl von Operationsmethoden angegeben worden. Sie dienen der Beseitigung der Schmerzen, wie auch der Korrektur der falschen Stellung. Die einfachste Operation besteht im Abmeißeln der Exostose am Köpfchen des ersten Metatarsus.

Dieser Abmeißelung wird noch eine schräge Osteotomie des Schaftes des ersten Metatarsus zur Stellungskorrektur hinzugefügt. Auch die keilförmige subkapitale Osteotomie des ersten Metatarsus mit nachfolgender Muskelverlagerung gibt schöne Resultate. Eine einfache Methode stellt die Enukleation der Grundphalanx der ersten Zehe dar.

Anschließend sei noch eine Art von Fußbeschwerden erwähnt, die nicht selten beobachtet wird, das intermittierende Hinken (Claudicatio intermittens). Diese Gangstokkung, deren Ätiologie durch ihren Namen Dysbasia angiosclerotica gekennzeichnet ist, tritt meistens in vorgerücktem Alter infolge von Gefäßkrampf auf.

Knochen- und Gelenkstuberkulose

Von einer tuberkulösen Bronchialdrüse aus kommt es auf dem Wege der Blutbahn zur Infektion der Knochen. Es entwickeln sich gewöhnlich in den Meta- und Epiphysen der langen Röhrenknochen oder in den Diaphysen der kurzen Röhrenknochen Granulationsherde, welche oft verkäsen, zu Eiter einschmelzen, ins benachbarte Gelenk durchbrechen oder zu paraartikulären, subkutanen Abszessen führen. Die Abszesse können wiederum die Haut an einer oder an mehreren Stellen durchbrechen und

Fisteln bilden. Aber auch von der Synovialis aus kann die Gelenksinfektion ausgehen. Es kommt dann zur Exsudatbildung, zum tuberkulösen Hydrops des Gelenks; die Synovialis wird verdickt, es bilden sich in ihr Granulationsherde, der Gelenksknorpel wird angenagt, teilweise abgehoben, er wird zerstört. Im Hüftgelenke kommt es z. B. in vorgeschrittenen Fällen zur Erweiterung der Pfanne, zur teilweisen, oft vollständigen Nekrose und Konsumption des Kopfes, zur Pfannenwanderung und zur Luxation. Die fortschreitende Gelenkszerstörung führt im Gelenke zur Bewegungseinschränkung, welche immer mehr zunimmt, zur bindegewebigen Fixation in Kontrakturstellung und schließlich als eine Form der Ausheilung zur knöchernen Ankylose.

Wirbelsäule, Knie und Hüfte werden häufiger von der Tuberkulose befallen als Fuß, Schulter, Ellbogen und Hand.

Die Einstellung des Praktikers zur Therapie der Knochen- und Gelenkstuberkulosen ist heute eine andere als noch vor drei Jahrzehnten und ist dadurch bedingt, daß die allzu aktive operative Behandlung der Knochentuberkulose ganz verlassen wurde, seitdem wir den günstigen Einfluß von Sonne, Licht und Luft und von rationeller Ernährung auf die Erhöhung der natürlichen Abwehr- und Widerstandskräfte des Organismus kennen gelernt haben. Natürlich darf von der Ausnützung dieser roborierenden Faktoren allein nicht alles Heil erwartet werden und es wird geradezu unsere Aufgabe sein, abgesehen von der Stellung der Frühdiagnose, die ja auch hier das Wichtigste ist, zu entscheiden, ob die extrem zuwartende Allgemeinbehandlung und die lokale, von orthopädischen Gesichtspunkten ausgehende unblutige Behandlung in dem entsprechenden Falle ausreicht oder ob man durch einen oft geringfügigen operativen Eingriff bei schon lokalisiertem Herde, z. B. Entfernung eines Sequesters, die Heilungsdauer nicht wesentlich abkürzen kann.

Bei den tuberkulösen Knochen- und Gelenkserkrankungen sind es hauptsächlich die Schmerzen und die functio laesa, welche den Patienten zum Arzte führen.

Fast bei allen Lokalisationen der Tuberkulose im Knochen oder Gelenke sind die Primärerscheinungen bei den erkrankten Kindern und Jugendlichen — es handelt sich ja vornehmlich um solche — immer die gleichen. Der Spondylitiker, der Koxitiker, der Patient mit Fungus des Knies oder des Fußes, sie alle machen dasselbe Anfangsstadium der Erkrankung mit, charakterisiert durch Unlust zum Spielen, seelische Depression, Stützbedürfnis des befallenen Körperteiles und nächtliches Aufschreien, hervorgerufen durch die Schmerzen bei unwillkürlichem Lagewechsel. Dazu können auch tägliche Temperatursteigerungen, bald niederen, bald höheren Grades hinzutreten und es entwickeln sich infolge Schonung reflektorische, spastische Kontrakturstellungen der befallenen Körperregion, welche für die einzelnen Erkrankungen und deren verschiedene Stadien charakteristisch sind.

Coxitis tuberculosa.

So ist die Coxitis tuberculosa, abgesehen von den bereits erwähnten Primärerscheinungen, durch eine zeitliche Aufeinanderfolge typischer Symptome gekennzeichnet, vor allem aber durch das H i n k e n. Es tritt am deutlichsten nach der Bettruhe auf. Das kranke Bein wird nur ganz kurz belastet (freiwilliges Hinken). Die Koxitiker klagen über Oberschenkel- und K n i e schmerzen, wahrscheinlich durch den Nervus obturatorius vermittelt. Eine Gonitis ist dabei diagnostisch leicht auszuschließen, da in Seitenlage des Patienten aktive und passive Bewegungen im Kniegelenk leicht und ohne Schmerzen ausführbar sind. Bald kommt es, wenn sich die Schmerzhaftigkeit des Gehens allmählich im weiteren Verlaufe mildert, zur Ausbildung der für das zweite Stadium der Koxitis — als erstes Stadium fassen wir die allgemeinen Primärerscheinungen auf — charakteristischen Körperhaltung, welche in Abduktion, Außenrotation und leichter Beugestellung der erkrankten Extremität besteht. Diese geht nach kürzerer oder längerer Zeit ins dritte Stadium über; der Übergang ist durch das ständige Liegen des Patienten auf seiner gesunden Körperseite im Bett bedingt; der Oberschenkel der kranken Seite sinkt in Adduktion bei gleichzeitiger Flexion und leichter Innenrotation.

Zur besseren Übersicht sollen die einzelnen Symptome dieser beiden Stadien, wie sie sich im Liegen und Stehen dokumentieren, nebeneinander angeführt werden.

Coxitis im II. Stadium:	Coxitis im III. Stadium:
Scheinbare Verlängerung der erkrankten Extremität	Scheinbare Verkürzung der erkrankten Extremität
Abduktion der erkrankten Extremität	Adduktion der erkrankten Extremität, besonders Adductor pectineus.

Coxitis im II. Stadium:	**Coxitis im III. Stadium:**
Adduktion der gesunden Extremität	Abduktion der gesunden Extremität
Kranke Beckenseite gesenkt	Kranke Beckenseite gehoben
Leichte Beugung im kranken Hüft- und Kniegelenke	Stärkere Beugung im kranken Hüftgelenke
Auswärtsrotation	Einwärtsrotation
Abflachung der Glutealgegend der kranken Seite	Vorwölbung der Glutealgegend der kranken Seite (besonders stark, wenn es durch Zerstörungen an der Hüftpfanne und am Oberschenkelkopf zu Pfannenwanderung oder zur pathologischen Luxation gekommen ist)
Glutealfalte tiefer stehend	Glutealfalte höher stehend
Der Fuß wird beim Gehen und Stehen in Außenrotation mit voller Sohle aufgesetzt	Der Fuß wird einwärts rotiert und nur mit den Zehenballen aufgesetzt
Crena ani (im kraniellen Teile) nach der kranken Seite geneigt	Crena ani (im kraniellen Teile) nach der gesunden Seite geneigt
Wirbelsäule nach der kranken Seite konvex	Wirbelsäule nach der gesunden Seite konvex
Häufige Schmerzen bei Nacht	Nächtliche Schmerzen geringer
Leichte Atrophie	Stärkere Atrophie.

Aus den pathologisch- anatomischen Befunden zusammen mit der Symptomatologie entwickeln sich für die orthopädische T h e - r a p i e folgende allgemeine Leitsätze:

1. das erkrankte oder die erkrankten Gelenke sind ruhigzustellen;

2. sind sie, wo es angeht, beim Gehen zu entlasten;

3. wenn es bereits zu einer Deformität (Kontraktur oder Ankylose) gekommen ist, ist diese nach Möglichkeit zu korrigieren.

Diese „lokale" Behandlung wird durch Bettruhe und langsam steigende Extension vorgenommen. Gleichzeitig hat Sonnen-, Freiluft-, Röntgen- oder zumindest Quarzlampenbehandlung einzusetzen.

Viel empfehlenswerter aber ist die Behandlung der beginnenden Koxitis durch einen immobilisierenden, unabnehmbaren Gipsverband; dieser muß zum Zwecke der Entlastung des Hüftgelenkes an den Tuber ossis ischii fest anmodelliert werden und am Fußende mit einem Steigbügel versehen sein (Abbildung 7). Besteht eine leichte Beugekontraktur in der Hüfte, so ist diese vorher in Narkose vorsichtig zu beseitigen. Eine ähnliche Wirkung wie der Gipsverband hat ein gut sitzender Schienenhülsenapparat, der natürlich auch entlastend wirken muß.

Wenn wir auch durch frühzeitige Behandlung ein bewegliches Hüftgelenk zu erhalten bestrebt sind und dies auch manchmal erzielen, so ist für die Mehrzahl der Fälle die Ankylose als Schlußresultat der Koxitisbehandlung als die zuverlässigste Form der Ausheilung anzusehen. Haben wir es mit einer in für die Funktion ungünstiger Stellung ankylotisch ausgeheilten Koxitis zu tun, so ist zur Beseitigung der Deformität die subtrochantere Osteotomie des Femurs schräg, quer oder keilförmig möglichst nahe am Gelenke auszuführen. Nur in ganz vereinzelten Fällen von tuberkulöser Koxitis muß zur operativen Entfernung kranker knöcherner Gelenkteile geschritten werden.

Kalte Abszesse sind zu punktieren und mit Jodoformglyzerin zu füllen. Es wurde auch empfohlen, Jodoformglyzerin ins erkrankte Gelenk und in die fungösen Massen zu injizieren. Fisteln werden durch Einführung von Zirkongelatinstäbchen (Gelatinmasse 60, Zirkonoxyd 35 und Xeroform 4; in der heißen Jahreszeit mehr Gelatinemasse) günstig beeinflußt, woferne der primäre Herd in Ausheilung begriffen ist.

Differentialdiagnostisch kommen bei der Coxitis tuberculosa die Krankheitsbilder der Osteochondritis juvenilis (Perthes), der Hüftluxation, der Coxa vara sowie der Fraktur im Hüftgelenksbereiche in Betracht.

Bei der Osteochondritis juvenilis coxae sind Beugung und Streckung im Hüftgelenke in der Regel vollkommen frei.

Bei der angeborenen Hüftluxation werden wir die vollkommene Schmerzfreiheit, das Fehlen jeglicher Entzündungserscheinungen und die leere Hüftpfanne, bei der Coxa vara die eingeschränkte Abduktionsfähigkeit (aktiv sowohl als passiv) bei freier Beuge- und Streckmöglichkeit im Hüftgelenke finden. Für eine verkeilte Schenkelhalsfraktur wird das vorhergegangene Trauma, für eine nicht verkeilte oder für eine pathologische Fraktur im Bereiche einer Metastase eine genaue Anamnese und der klinische Befund (Verkürzung und Außenrotation) sprechen.

Spondylitis tuberculosa (Malum Pottii).

Eine weitere, wegen der besonderen Häufigkeit ihres Vorkommens sehr wichtige Lokalisation der Knochentuberkulose (44%) stellt die Spondylitis dar. Hier handelt es sich meistens um tuberkulöse Herde in einem oder in mehreren Wirbelkörpern, welche die Substanz des Wirbelkörpers mehr oder weniger zerstören. Es kann aber auch durch Gefäßembolie zur Bildung von tuberkulösen Sequestern und dadurch zur Zerstörung der Wirbelkörper kommen. Durch Einsinken der vorderen Wirbelpartien entsteht eine spitzwinkelige Kyphose, ein Vortreten des oder der entsprechenden Dornfortsätze, der spondylitische G i b b u s.

Die Tuberkulose der Wirbelsäule führt ziemlich rasch zu den ärgsten Deformitäten und daher ist ihr Früherkennen von allergrößter Wichtigkeit. Der praktische Arzt soll deshalb bemüht sein, so früh als nur irgend möglich, die Spondylitiker in Behandlung zu nehmen. Die e r s t e n S y m p t o m e sind denen bei der Koxitis ähnlich: Unlust zur Bewegung, Bedürfnis sich anzulehnen, Vermeiden von Bücken, Angst vor Erschütterungen beim Husten, Aufschreien im Schlafe durch unwillkürlichen Lagewechsel, Steifhaltung der Wirbelsäule beim Gehen und Stehen, leicht spastischer Gang, vor allem aber Schmerzen nicht nur im Rücken, sondern gegen Brust und Bauch zu ausstrahlend, ohne jegliches Anzeichen irgendeiner Erkrankung der Bauchorgane Alle diese Symptome sind vorhanden, bevor sich noch eine Deformität an den Wirbeln zeigt. Sie sind meistens so ausgesprochen, daß der Arzt schon durch diese Anfangssymptome auf die Diagnose Spondylitis hingewiesen wird, ebenso wie auch durch Beobachtung des Patienten beim Aufheben eines Gegenstandes vom Fußboden. In jedem Falle soll durch systematisches Beklopfen die Druckschmerzhaftigkeit der einzelnen Wirbeldorne geprüft werden, um den Sitz der Spondylitis festzustellen. Demselben Zwecke dient die Prüfung auf Schmerzhaftigkeit einer bestimmten Wirbelregion durch Stauchung der Wirbelsäule bei Druck auf den Kopf des aufrecht stehenden oder sitzenden Patienten. Manchmal ist auch eine leichte Temperaturerhöhung über der erkrankten Wirbelpartie im Vergleiche zur Nachbarschaft zu konstatieren. Von jedem Falle ist aber so bald als möglich eine anteroposteriore u n d seitliche Röntgenaufnahme machen zu lassen. Wenn diese auch noch keine sichtbare Veränderung an den Wirbeln erkennen lassen, so ist trotzdem bei Konstatierung der anderen Symptome s o f o r t die Behandlung der Spondylitis einzuleiten.

Die Spondylitis verläuft immer chronisch. Bei den meisten Fällen (etwa zwei Dritteln) kommt es zur Abszeßbildung. Entwickeln sich diese Abszesse in der Nähe des Krankheitsherdes, so sprechen wir von K o n g e s t i o n s abszessen. Meistens finden wir sie als S e n k u n g s a b s z e s s e fern ab vom erkrankten Wirbel. Senkt sich der Eiter in die Scheide des Musculus psoas, so kommt es zur Psoaskontraktur. In anderen Fällen wieder verläuft die Spondylitis als Caries sicca ohne Eiterbildung.

Als Begleiterscheinungen der Spondylitis treten anfangs oft spastische Erscheinungen in Form von gesteigerten Patellarreflexen und Fußklonus auf. Später werden schlaffe Lähmungen der Beine, des Mastdarms und der Blase konstatiert. Als Ursache dieser Lähmungen wird gewöhnlich ein Oedem in den Rückenmarkshäuten und in der Medulla angenommen. Die Prognose dieser Lähmungen ist aber günstig. Sie gehen meistens vollständig zurück. Außerordentlich selten kommt es zu einer tuberkulosen Myelitis transversalis.

Eine besondere Form vermöge ihrer Lokalisation bildet die unter dem Namen M a l u m   s u b o c c i p i t a l e (Spondylitis suboccipitalis) bekannte Tuberkulose des Os occipitale und der beiden obersten Halswirbel. Sie tritt ossär oder synovial auf und beginnt meistens an den Gelenken. Der Kopf sinkt nach vorn, das Kinn ist dem Thorax genähert. Der Prozeß ist äußerst schmerzhaft und führt zu Paraesthesien und Lähmungen in den Armen, Händen und Fingern, oft auch zu Paraplegien der unteren Extremitäten. Die Prognose ist infaust. Die Spondylitis suboccipitalis endet zumeist letal. Therapeutisch ist Extensionsbehandlung am Kopfe mit nachträglichen Fixationsverbänden vorzunehmen.

Es soll nun die Frage der D i f f e r e n t i a l d i a g n o s e bei der Wirbelentzündung erörtert werden. Die beginnende Spondylitis wird bei Erwachsenen von der Spondylarthritis durch genaue Anamnese und durch die Röntgenuntersuchung unschwer zu unterscheiden sein.

Eine fast in allen Lehrbüchern der Orthopädie sich immer wieder findende Angabe behandelt den Unterschied zwischen einem rachitischen und spondylitischen Buckel bei Kindern. Der rachitische Buckel sei arkuär, der spondylitische angulär; der rachitische sei in Bauchlage durch Erheben der unteren Extremitäten des Patienten ausgleichbar, der spondylitische nicht. Diesen beiden Momenten sollte aber kein gar so großer Wert beigelegt werden, da sie für viele Fälle nicht zutreffen. Eine mehrere Wirbel befallende Spondylitis wird meistens einen arkuären Gibbus zur Folge haben und ein schon längere Zeit bestehender rachitischer Gibbus wird, wenn der Patient auf dem Bauche liegt und seine Beine von der Unterlage abgehoben werden, schon fixiert und daher oft nicht ausgleichbar sein.

Von großer Wichtigkeit ist die Differentialdiagnose zwischen einer Lumbalspondylitis und einer Koxitis. Extension an der gebeugt gehaltenen Extremität wird durch die Streckhemmung in beiden Fällen vom Patienten schmerzhaft empfunden. Vermehrung der Beugung oder Rotations-, sowie Ab- oder Adduktionsbewegungen im Hüftgelenke sind bei der Spondylitis jedoch vollkommen frei. Weiters sei darauf aufmerksam gemacht, daß sich bei sehr vielen klinisch oder autoptisch von mir untersuchten Wirbelsäulen der Processus spinosus des ersten Lenden-, seltener des 12. Brustwirbels nach dorsal etwas vorspringend findet; diese Vertebra prominens i n f e r i o r bei Rachitikern könnte fälschlicherweise als Gibbus incipiens einer Spondylitis gedeutet werden.

Die auf rheumatischer oder hysterischer Basis beruhende schmerzhafte Steifheit der Wirbelsäule wird wohl kaum für eine Wirbelentzündung gehalten werden, da sie ja meistens unpräzise lokalisiert wird und schon nach einigen Tagen, besonders auf Wärmeapplikation, wieder restlos verschwindet.

Auch bei der B e h a n d l u n g der Spondylitis ist I m m o b i l i s i e r u n g und E n t l a s t u n g oberstes Gebot. Diese Maßnahmen sind leicht durchführbar und stets von Erfolg. Eine gut sitzende Halskrawatte nach Horsley, ein gut passendes Gipsbett. möglichst zu Beginn der Erkrankung angelegt, bewahrt die Patienten in den meisten Fällen vor Schmerzen und vor den Folgen der Verkrüppelung.

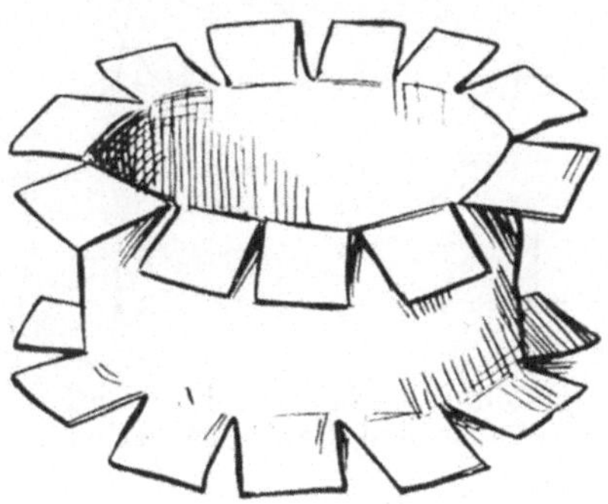

Abbildung 37. Mauerkrone aus Pappendeckel.

Eine von Bandagisten anzufertigende Krawatte kann auch behelfsmäßig durch eine sogenannte M a u e r k r o n e ersetzt werden (Abbildung 37). Ein Pappendeckelstreifen von $1\frac{1}{2}$facher Halshöhe und einfachem Halsumfange wird an den beiden Längsseiten zirka 12mal je 2—3 Zentimeter tief parallel zur Querseite eingeschnitten. Der eingeschnittene obere und untere Rand wird gegeneinander aufgebogen. Sein oberer Teil dient als Kinn-Hinterhaupt-Stütze, während sich sein unterer Teil an der oberen Brustapertur anstemmt. Die Fixierung des weich wattierten Pappendeckelverbandes am Halse geschieht durch zirkuläre Bindentouren.

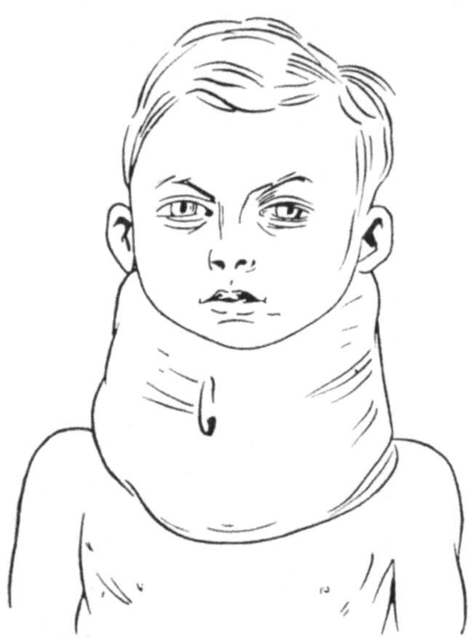

Abbildung 38. Schanzscher Watte-Fixations- und Extensionsverband.

Die einfachste Form der Halskrawatte stellt der Schanzsche Watteverband dar. Es besteht aus einem dicken Wattepolster, das den Hals umgibt und mit Mullbinden straff zusammengezogen wird. Sein oberer Rand stemmt sich gegen Kinn und Hinterhaupt, sein unterer Rand gegen den Schultergürtel, so daß auf diese Weise eine Extension der Halswirbelsäule zustande kommt (Abbildung 38).

Die Anfertigung des von Lorenz angegebenen Reklinations-Gipsbettes, das nicht nur immobilisierend und entlastend, sondern auch stellungskorrigierend zu wirken hat, geschieht auf folgende Weise: Der Patient liegt entkleidet in Bauchlage mit

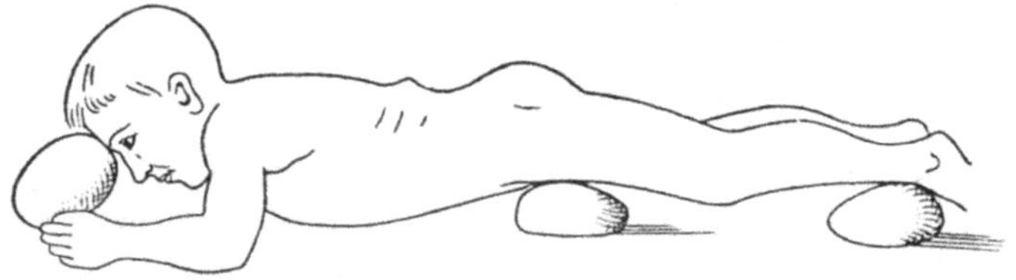

Abbildung 39. Lagerung des Kranken zur Anlegung eines Gipsbettes.

abduzierten Oberarmen. Durch Unterlegen von Kissen oder Sandsäcken unter die beiden Oberschenkel, Unterschenkel und die Stirne wird die günstigste Lordosierung des gibbösen Teiles der

Wirbelsäule zu erreichen gesucht (Abbildung 39). Die Kopfhaare sind durch einen Kapistrumverband zu schützen. Wir beginnen mit Längstouren (zur Körperachse), indem wir möglichst breite (14—20 Zentimeter je nach Größe des Patienten) Gipsbinden von der Haargrenze der Stirn bis zum Gesäße abrollen (Abbildung 40, Touren 1). Es folgen dann Quertouren am Kopfe, Hals und Rückenteil (Abbildung 40, Touren 2). Der Halsteil des Gipsbettes, welcher dem Einbrechen am meisten ausgesetzt ist, ist noch durch besondere Bindenführung (Abbildung 40, Touren 3) zu verstärken. Nach der Erhärtung wird das Gipsbett an den Rändern egalisiert; die Gegend der Oberarme und des Anus wird ein wenig ausgeschnitten; in den Rand des Kopfteiles werden seichte Einschnitte zur Erweiterung gemacht. Dann werden zur Fütterung des Bettes 2—3 Wattetafeln flach eingelegt.

Zur leichteren Bedienung des Patienten mit der Leibschüssel ist es ratsam, den Bekkenteil des Gipsbettes beiderseits auf Sandsäcke zu legen (Abbildung 41). Bei ambulatorischer Behandlung ist es notwendig, den Patienten alle vier Wochen zu kontrollieren und nötigenfalls durch ein Filzkissen oder einen Wattestern einen schon bestehenden Gibbus noch stärker zu korrigieren. In das Gipsbett werden zu diesem Zwecke an der Stelle des Gibbus Wattestreifen sternförmig übereinandergelegt, so daß die Mitte eines aus z. B. vier übereinandergelegten Streifen bestehender Stern viermal so dick ist als die seitliche Polsterung. Zur stärkeren Wirkung ist von einem in der Längsachse des Gipsbettes verlaufenden Wattestreifen abzusehen (Abbildung 42).

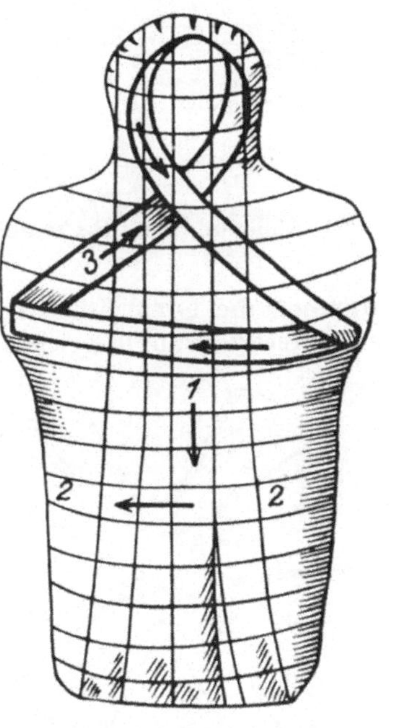

Abbildung 40. Art der Anlegung der einzelnen Bindentouren bei Anfertigung eines Gipsverbandes.

Am allerwichtigsten aber ist es, die Gipsbettbehandlung s o l a n g e a l s m ö g l i c h durchzuführen.

Die **Korsettbehandlung** kann niemals **spät** genug einsetzen. Der praktische Arzt sei sich darüber im Klaren, daß durch ein Korsett meistens nur die Immobilisierung der Wirbelsäule, aber nur selten auch eine Entlastung erzielt wird. Sehr oft müssen wir konstatieren, daß Erfolge der Gipsbettherapie durch zu frühes Einsetzen des Korsettragens wieder zunichte werden. Wann also ist der Zeitpunkt gekommen, ohne Nachteil für den

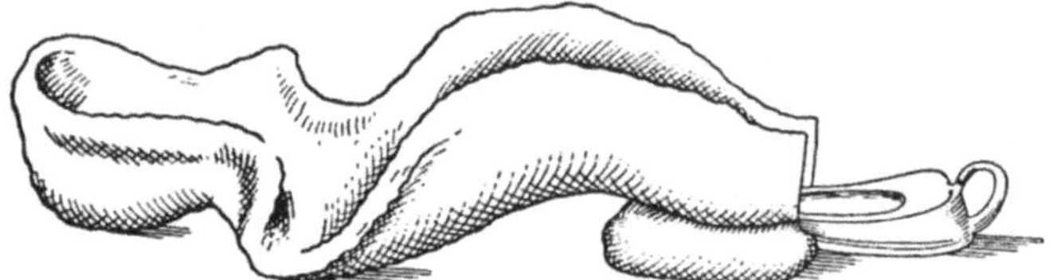

Abbildung 41. Beckenteil des Gipsbettes auf Sandsäcken gelagert.

Patienten die Gipsbettbehandlung aufzugeben und ihm ein Korsett anfertigen zu lassen? Wenn die kranken Kinder durch das lange Liegen entsprechend der fortschreitenden Ausheilung die Schmerzen verloren haben, sich oft mit dem Gipsbett auf den Bauch legen, manchmal sogar mit der Gipsschale am Rücken in Knie-Ellbogenlage herumzukriechen beginnen, dann kann an die Anfertigung eines Korsetts gegangen werden. Besteht die Möglichkeit, alle sechs Monate eine Röntgenkontrollaufnahme zu machen, dann wird uns das Röntgenbild am besten Aufschluß über die erfolgte Ausheilung geben.

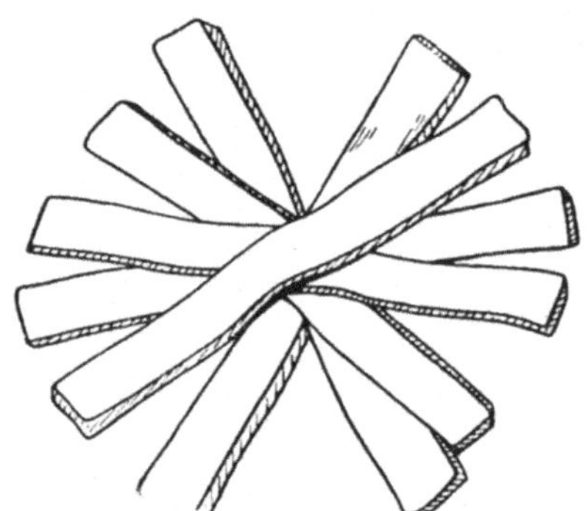

Abbildung 42. Wattestern zur Erhöhung der Reklination.

Nun noch ein Wort über die oben erwähnten Begleiterscheinungen der Spondylitis; wir meinen die **Abszesse** und **Lähmungen**. Wir haben beide durch genügend langdauernde Liegekur im Gipsbette oft von selbst vergehen sehen. Einen Retropharyngealabszeß bei Spondylitis cervicalis werden wir selbstverständlich sofort eröffnen. Abszesse, welche nicht von selbst kleiner werden und von normaler Haut bedeckt sind, sollen durch Punktion mit dem Troikart behandelt werden, gegebenenfalls mit nachfolgender Füllung mit 10prozentigem Jodoformglyzerin oder mit Pregelscher Jodlösung. Bei Lähmungen ist durch Lagerung darauf zu achten, daß keine Kontrakturen (Spitzfuß, Hüftbeuge-Kontraktur u. dgl.), vor allem aber kein Dekubitus entstehen.

An dieser Stelle sei differentialdiagnostisch (speziell bei Erwachsenen) auf die Spondylitiden n i c h t tuberkulöser Natur hingewiesen, die osteomyelitische Spondylitis und die seltene typhöse Spondylitis. Aber auch das Krankheitsbild der Spondylitis traumatica (Kümmel) sei hier erwähnt und an das für dieses Leiden besonders charakterische Merkmal erinnert, daß zwischen Trauma und Auftreten der Spondylitis oft eine lange, Wochen, ja selbst Monate währende beschwerdefreie Zeit bestehen kann. Bei diesem Krankheitsbilde kommt es durch das Trauma zu dauernden Gewebsschädigungen im Knochengefüge der Wirbel, welche dann zur Kyphose führen. Die S p o n d y l i t i s a n k y l o p o - e t i c a, als deren Ursache Traumen oder infektiöse Prozesse angenommen werden und die zur Versteifung der Wirbelsäule führt, wird nur selten beobachtet. Viel häufiger ist das Krankheitsbild der S p o n d y l a r t h r i t i s d e f o r m a n s; arthritische Prozesse führen hier zu Randwucherungen und zu Knochenspangen zwischen den einzelnen Wirbeln. Auch auf l u e t i s c h e r Basis kann es zu einer Spondylitis kommen; Anamnese, Wassermannsche Reaktion und Röntgenbild werden hier leicht zur Diagnose führen. Die Behandlung aller dieser Leiden besteht in Ruhigstellung und Entlastung der Wirbelsäule durch Gipsbettlagerung oder Stützkorsett. Außerdem sind Schlammkuren in Pistyan, Badekuren in Gastein, sowie Diathermie-, Heißluft- und leichte Massagebehandlung zu empfehlen. Selbstverständlich erfordert die luetische Spondylitis auch eine spezifische Therapie.

Von der Besprechung der m e t a s t a t i s c h - n e o p l a s t i - s c h e n S p o n d y l i t i s, zum Beispiel bei Carcinoma mammae (oft auch bei nicht nachweisbarem Primärtumor), können wir hier wohl absehen.

Tuberkulose des Knies und des Fußes.

Wenn auch nicht so häufig wie die Wirbelsäule oder das Hüftgelenk wird das K n i e g e l e n k oft genug von der Tuberkulose befallen. Sie tritt hier, wie am Hüftgelenke, entweder als Synovialtuberkulose oder als Kapselfungus auf oder es kommt zur Bildung von Knochenherden, welche ihren Sitz meistens in der Tibia haben und ins Kniegelenk durchbrechen, fallweise auch fistulös nach außen ausmünden. Sie führen oft auch zu Beugekontrakturen mit Genu valgum oder Genu varum oder Subluxationsstellung nach hinten. Die Pirquet-Probe und der Röntgenbefund sind wohl unerläßlich. Werden wir in die Lage versetzt, frische Fälle entweder mit Extension oder mit einem gutsitzenden Gehverband mit Steigbügel behandeln zu können, so besteht Hoffnung, eine Ausheilung mit Beweglichkeit im Kniegelenke zu erzielen. Ist es zur Abszedierung und Fistelbildung gekommen, so sind Gipsbrückenverbände anzulegen, um die Fisteln aseptisch verbinden und direkter Behandlung zuführen zu können. Gegen bestehende Beugekontraktur, welche meistens von einer leichten Subluxationsstellung der Tibia nach hinten begleitet ist, ist mit Extension, Sandsackbelastung oder einmaliger Streckung vorzugehen, an welche sich ein Gipsverband und eine Apparatbehandlung anschließt. Vor forcierter Streckung ist namentlich bei bestehender Fistel oder bei Narbenbildung dringend zu warnen. Dem Fungus genus sind die akute Gonitis, dann die meistens doppelseitig, oft mit Keratitis parenchymatosa vergesellschaftete l u e t i - s c h e , sowie die stark schmerzhafte g o n o r r h o i s c h e G o n i - t i s differentialdiagnostisch entgegenzustellen. Sehr gute Erfolge sehen wir von der Behandlung mit Bierscher Stauung, sowohl bei der tuberkulösen, wie bei der gonorrhoischen Gonitis.

Auch beim F u n g u s d e s F u ß e s — hier handelt es sich meistens um eine primäre tuberkulöse Erkrankung des Talus mit sekundärer Spitzfußstellung — sehen wir gute Erfolge durch Allgemeinbehandlung, sowie durch Behandlung mit fixierenden Verbänden oder Apparaten, welche außer für absolute Immobilisierung auch für Entlastung sorgen. Auch hier wird die Biersche Stauung mit Erfolg angewendet. In manchen Fällen scheint es geboten, kleine, gut abgegrenzte tuberkulöse Primärherde operativ zu entfernen.

Tuberkulose der oberen Extremität.

Bei der Tuberkulose an den Gelenken der oberen Extremität genügen meistens ruhigstellende Verbände oder Schienenhülsenapparate. Bestehende Kontrakturen (Adduktionskontrakturen der Schulter, Flexions- und Pronationskontrakturen des Ellbogens und Flexionskontrakturen der Hand) sind mit ganz langsamer Extension oder mit sehr vorsichtigem Redressement zu behandeln.

Differentialdiagnostisch sei beim Fungus der Handwurzel auf die so oft zu konstatierende gonorrhoische Arthritis mit ihrer überaus großen Schmerzhaftigkeit verwiesen. Sowohl diese, wie auch der Fungus der Hand werden mit Bierscher Stauung, mit Röntgenbestrahlung und mit Heißluft erfolgreich behandelt.

Noch ein Hinweis bezüglich der Therapie von G e l e n k s - a n k y l o s e n auf t u b e r k u l ö s e r Grundlage. Da man bis zur Vornahme einer operativen Mobilisierung, einer Arthrolysis, viele Jahre verstreichen lassen müßte, um ein Wiederaktivwerden der Infektion zu vermeiden, so ist es besser. von einer solchen Operation abzusehen. Auch wäre ja von der Muskulatur nach so langer Zeit keine genügende motorische Kraft mehr zu erwarten.

Zum Schlusse noch ein kurzes Wort über den Zusammenhang zwischen Trauma und Knochentuberkulose. In den Anamnesen fast aller Koxitiker, Spondylitiker etc. finden wir ein Trauma angeführt und wir können wohl mit Recht annehmen, daß ein durch die Verletzung hervorgerufenes Hämatom oder eine sonstige Gewebsschädigung in manchen Fällen die Veranlassung zur Ansiedlung und Vermehrung der Tuberkelbazillen an dieser Körperstelle abgeben wird.

Lähmungsdeformitäten.

Die Lähmungsdeformitäten, welche durch krankhafte Zustände des Nervensystems entstehen und auf pathologische Kontraktionszustände einzelner Muskelgruppen zurückzuführen sind, teilen wir im allgemeinen in spastische (größtenteils zerebralen Ursprungs) und in schlaffe (spinale) Lähmungsdeformitäten.

Nach der Zeit ihrer Entstehung unterscheiden wir kongenitale, intra partum entstandene und später erworbene Lähmungen.

Spastische Lähmungen.

Unter den angeborenen Lähmungen interessieren den praktischen Arzt hauptsächlich die angeborene s p a s t i s c h e G l i e d e r s t a r r e, die Littlesche Krankheit, welche als Paraplegie oder Diplegie zur Beobachtung kommt. Die wichtigsten Symptome der Littleschen Krankheit sind die Starre hauptsächlich der unteren Extremitäten, die starken Adduktionsspasmen, die Innenrotationsstellung der Beine, die Spitzfußstellung der Füße, sowie leichte Beugekontrakturen in den Hüft- und Kniegelenken. Ob traumatische Meningealblutungen bei schwierigen Geburten, ob intrazerebrale Blutungen, ob Entwicklungshemmungen des Gehirns ätiologisch anzunehmen sind, läßt sich im Einzelfalle klinisch gewöhnlich nicht mehr entscheiden.

Intra partum entsteht manchmal die sogenannte Geburts-lähmung des Oberarmes. Hier sind gewöhnlich der Musculus deltoides, der Biceps, der Brachialis internus, der Infraspinatus und der Brachioradialis betroffen. Die charakteristische Stellung des Armes ist Einwärtsrotation, Streckstellung des Ellbogens und Pronation des Vorderarmes. In anderen Fällen kommt es zu Plexuszerrung oder Plexusquetschung. Auch traumatische Epiphysenlösungen werden beobachtet. Manchmal handelt es sich um bloße Distorsion. Therapeutisch kommen für frische Fälle Massage, passive Gymnastik, elektrische Behandlung und Lagerung des Armes in Abduktion und Außenrotation in Betracht. Fallweise kommt auch eine spastische Hemiplegie durch den Geburtsakt zustande. Durch Geburtstraumen sowie durch forcierte Maßnahmen zur Behebung der Asphyxie des Neugeborenen kann es zu Blutungen in die Hirnhäute oder Hirnsubstanz, zu späterer Sklerose der Hirnhäute und zu Zystenbildung im Gehirne kommen. Doch tritt die spastische Hemiplegie meistens erst in den ersten zwei Lebensjahren im Gefolge von Infektionskrankheiten auf.

Bei den spastischen Lähmungen, gleichgültig welcher Ätiologie, finden wir gewöhnlich typische Stellungen der Extremitäten. An der oberen Extremität erscheint der Oberarm an den Thorax gepreßt, das Ellbogengelenk gebeugt, der Vorderarm proniert, das Handgelenk gebeugt und ulnar abduziert, die Finger mehr oder minder zur Faust eingeschlagen. — Die untere Extremität wird in der Hüfte leicht gebeugt, stark adduziert und etwas innen rotiert gehalten, das Knie steht in Beugestellung, die Kniescheibe erscheint höher gerückt, der Fuß steht gewöhnlich in Spitz- und Klumpfußstellung. Bei Geh- oder Stehversuchen kommt es meistens zur Überkreuzung der Oberschenkel und zur Drehbewegung des ganzen Körpers. Die Sehnenreflexe sind fast immer gesteigert. Im Sitzen wird der Rumpf in Totalkyphose eingestellt. Sprachbehinderung, Strabismus, athetotische Bewegungen der Hände bilden besonders bei den Mikrozephalen häufige Begleiterscheinungen. Pathologisch-anatomisch werden öfters traumatische Meningealblutungen, sowie Tentoriumeinrisse beobachtet.

Welche Mittel stehen uns nun zu Gebote, die spastis c h e n Deformitäten bei diesen Fällen zu behandeln?

Die erste Behandlung besteht in der Mehrzahl der Fälle in operativer Verlängerung der gekrampften Muskeln und verkürzten Sehnen, sei es durch Tenotomie, durch Myotomie oder durch plastische Verlängerung. Die durch diese Eingriffe erzielte Korrektur wird für einige Wochen durch einen fixierenden Verband festgehalten. Nach dieser Zeit soll ein abnehmbarer orthopädischer Apparat ein Rezidivieren der Deformität verhindern. Gleichzeitig soll eine gewissenhafte, sorgfältige gymnastische Nachbehandlung vorgenommen werden, welche in leichter Massage der Muskulatur, im Elektrisieren mit schwachen galvanischen Strömen und hauptsächlich auch in aktiver und passiver Gymnastik besteht.

Von anderen Behandlungsarten der spastischen Deformitäten seien hier noch die „Schwächung der peripheren Nerven“ (nach Stoffel) und für die schwersten Fälle die Radikotomie, die Durchschneidung der hinteren Lumbosakralwurzeln (nach Foerster) erwähnt. Man hat auch versucht, die spastischen Muskeln zum Teile auf die gedehnten normalen zu transplantieren, aber der Erfolg war meistens nicht befriedigend. Nach unseren jetzigen Erfahrungen ist die Sehnenverlängerung und nachfolgende Fixierung im Gipsverbande die souveräne Behandlung der spastischen Lähmungen; sie zeitigt gute Resultate, wenn die Nachbehandlung durch entsprechend lange Zeit und gewissenhaft durchgeführt wird.

Schlaffe Lähmungen.

In der Kindheit sehen wir häufig, im späteren Alter selten schlaffe Lähmungen als Folgeerscheinung der infektiösen Poliomyelitis anterior acuta, die sehr oft Gegenstand orthopädischer Behandlung werden. Die Poliomyelitis ist eine Infektionskrankheit, die endemisch und epidemisch auftritt. Pathologisch-anatomisch finden sich Veränderungen an den Vorderhörnern des Rückenmarkes, besonders im Bereiche der Hals- und Lendenanschwellung des Markes. Die spinale Kinderlähmung setzt gewöhnlich mit hohem Fieber, mit Lähmungen an den Extremitäten, manchmal auch am Rumpfe, hie und da auch mit Lähmungen von Mastdarm und Blase ein, und führt zu leichten oder schweren Deformitäten der Haltungs- und Bewegungsorgane. Bei der Behandlung speziell der Anfangsstadien der Poliomyelitis ist besonders großes Gewicht auf die richtige Lagerung des Patienten zu legen. Der Entstehung von Kontrakturen ist mit allen Mitteln entgegenzustreben. Es ist nicht nur eine Ruhigstellung des Stammes durch ein Gipsbett im akuten und reparativen Stadium erforderlich, sondern alle Gelenke der Extremitäten, der u n t e - r e n u n d d e r o b e r e n, sind zweckmäßig zu lagern, damit nicht bei Lähmung der einen Muskelgruppe durch Schrumpfung der Antagonisten oder durch das bloße Eigengewicht des entsprechenden Körperteiles eine Kontraktur entstehe. So müssen wir bei der Anfertigung eines Gipsbettes für einen Poliomyelitiker auf genügende Lordosierung achten, damit sich keine Beugekontraktur in der Hüfte entwickeln kann. Am häufigsten entstehen die Beugekontrakturen der Knie- und die Spitz- oder Klumpfußstellung der Fußgelenke. Hier wird man durch leichte Handmassage, durch elektrische Vibrationsmassage, durch Behandlung mit dem Tonisator, durch galvanische und faradische Ströme, vor allem aber durch aktive und passive Bewegungen der Gelenke die Regeneration der Muskeln zu unterstützen suchen. Diese therapeutischen Maßnahmen sind nach Möglichkeit vom Arzt selbst vorzunehmen und nur dort, wo das nicht möglich ist, einer geschulten Pflegerin zu überlassen. Da noch nach einem Zeitraume von zwei Jahren eine Erholung gelähmter Muskelpartien beobachtet wird, ist die hier besprochene Behandlung mindestens durch zwei Jahre fortzusetzen. Nach dieser Zeit ist wohl keine weitere Besserung mehr durch diese Art der Therapie zu erhoffen und es sind die einzelnen paralytischen Kontrakturen und Deformitäten zu beseitigen, zu welchen es trotz aller aufgebotenen Sorgfalt in manchen Fällen kommt. Die Beugekontraktur der Hüfte wird durch subkutane Myo- und Tenotomie der an der Spina anterior superior ossis ilei inserierenden Muskeln des Oberschenkels zu verbessern sein. Am Kniegelenke machen wir gewöhnlich die offene Durchschneidung der Unterschenkelbeuger, manchmal auch eine paraartikuläre Osteotomie. Gegen den paralytischen Klump- oder Plattfuß gehen wir mit dem modellierenden Redressement vor und beseitigen die Spitzfußstellung durch subkutane oder offene Tenotomie oder machen eine plastische Verlängerung der Achillessehne. Selbstverständlich wird das Resultat dieser Operationen durch einen Gipsverband für einige Wochen fixiert und nach dieser Zeit durch einen Schienenhülsenapparat festgehalten.

In weiterer Folge kommen jene therapeutischen Maßnahmen bei der Poliomyelitis in Betracht, welche nebst der Beseitigung der

Deformität noch den Zweck verfolgen, die gelähmten Muskeln funktionell zu ersetzen und den Patienten vom Tragen eines Apparates unabhängig zu machen; das sind die von Nicoladoni in die Therapie eingeführten S e h n e n t r a n s p l a n t a t i o n e n. Es ist einleuchtend, daß wir diese chirurgischen Eingriffe erst dann vornehmen werden, wenn alle anderen Behandlungsmethoden keinen Erfolg mehr aufweisen. Wichtig ist ferner, daß bei Aufstellung des Operationsplanes die sozialen Verhältnisse des Patienten, sowie sein Beruf berücksichtigt werden. So werden wir bei Schwerarbeitern eine Arthrodese vorziehen. Bevor wir eine Sehnenverpflanzung ausführen, müssen wir auch eine genaue elektrische Prüfung der einzelnen Muskelgruppen vornehmen, um zu sehen, ob und wie weit diese erregungsfähig sind. Die Sehnentransplantation kann auf dreifache Weise erfolgen. Nach Nicoladonis Empfehlung überpflanzen wir die Sehne des gesunden Muskels auf die des gelähmten, oder wir nähen nach Lange die kraftspendende Sehne direkt am Perioste der Insertionsstelle fest. Schließlich sei noch die Sehnenauswechslung nach Biesalski erwähnt, der die gesunde Sehne durch die Sehnenscheide der gelähmten Sehne durchzieht und sie dann mit dem Ansatzstumpfe der gelähmten Sehne durch Naht vereinigt. Handelt es sich z. B. um eine Lähmung des Musculus tibialis anticus, welche einen Pes planovalgus paralyticus zur Folge hat, so wird nach vorausgegangenem Redressement der intakte Extensor hallucis nach einer der hier angeführten Methoden verpflanzt. Diese Transplantation hat unter genügender Spannung zu erfolgen und es ist dabei darauf zu achten, daß jede Verwachsung der überpflanzten Sehne mit benachbartem Gewebe nach Möglichkeit vermieden wird. Außerdem muß man sich darüber im Klaren sein, wie die durch die vorzunehmende Operation hervorgerufene Änderung in der Statik der Extremität auf die Statik des ganzen Körpers einwirkt. Diese Erwägungen werden fallweise die Vornahme der Sehnen- oder Muskelverpflanzung, die Teno- oder Arthrodese als das geeignete Verfahren bestimmen. Alle diese hier genannten Operationen erreichen aber erst dann den gewünschten Erfolg, wenn v o r ihrer Vornahme eine ausgiebige modellierende Umformung der Deformität, ähnlich dem Redressement der angeborenen Deformitäten ausgeführt wurde. Wie bei jedem operativen Eingriffe, so sind auch bei der Sehnenplastik die richtige Indikationsstellung, ein nicht zu komplizierter Operationsplan und eine entsprechende Technik für das Gelingen eine Hauptbedingung.

Es wurde schon darauf verwiesen, daß es auch im Gefolge von Spondylitis in manchen Fällen zu schlaffen Lähmungen kommen kann.

Lähmungen peripherer Nerven.

Zu jenen Deformitäten, welche als Folgeerscheinung von Erkrankung oder Verletzung peripherer Nerven beobachtet werden, gehört unter anderem das typische Bild der Fallhand bei Blei-

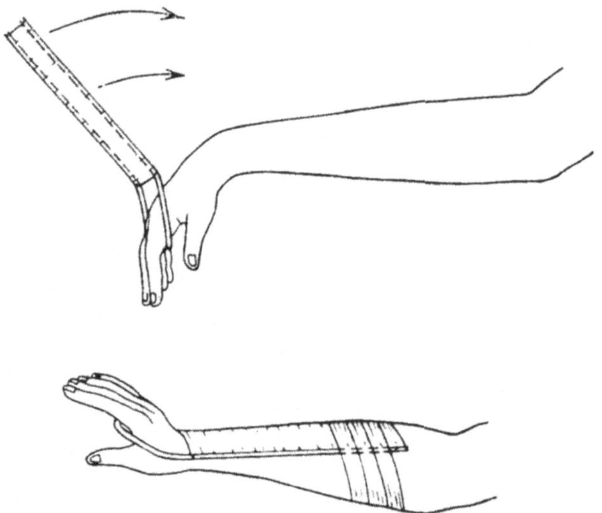

Abbildung 43. Hebelschiene bei Radialis-Lähmung
(nach Engelmann).

intoxikation oder bei Verletzung des N e r v u s r a d i a l i s, bei der die schlaff herabhängende Hand nicht gehoben werden kann.

Bei der U l n a r i s l ä h m u n g entwickelt sich die Klauen- oder Krallenhand mit überstreckten Grundphalangen und gebeugten Mittel- und Endphalangen.

Eine M e d i a n u s l ä h m u n g vermindert die Beugungs- fähigkeit der Hand, besonders des Zeigefingers.

Bei Verletzungen der peripheren Nerven ist in erster Linie die Nervennaht vorzunehmen und eine Stützschiene in korrigierter Stellung tragen zu lassen, wie wir solche auch bei veralteten nicht operierten Fällen verwenden. Eine sehr einfache, billige Hebelschiene läßt sich nach meinen Angaben aus einem 5 Millimeter starken Weicheisendrahte herstellen (Abbildung 43 und 44).

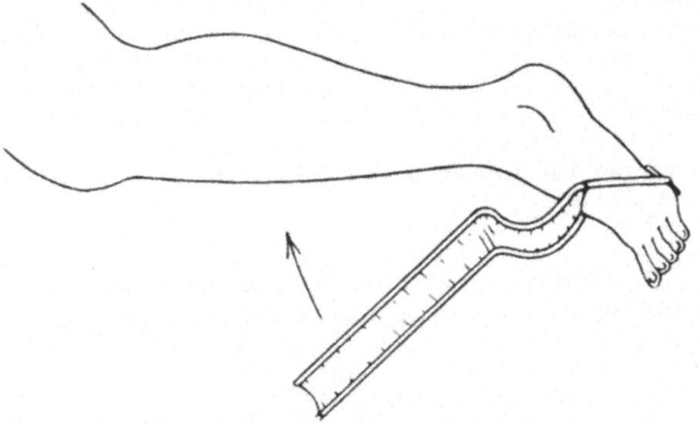

Abbildung 44. Hebelschiene bei Spitzfuß (nach Engelmann).

Auch Sehnentransplantationen und Fasziodesen sind bei der Behandlung der Lähmung der peripheren Nerven von Erfolg.

Bei Schreibkrampf, Klavierspieler- und Violinspielerkrampf hat sich uns die Detonisierung der Beugemuskeln mittels ½% Novocaininjektionen gut bewährt.